LES
GRANDS LAVAGES DE L'INTESTIN

(Étude historique, critique et expérimentale)

PAR

Le Dr Henri ANGERANT

ANCIEN EXTERNE DES HÔPITAUX ET DU BUREAU CENTRAL
ANCIEN MONITEUR D'ACCOUCHEMENTS A LA CHARITÉ
MÉDAILLE DE BRONZE DE L'ASSISTANCE PUBLIQUE

PARIS
ASSELIN ET HOUZEAU
LIBRAIRE DE LA FACULTÉ DE MÉDECINE
Place de l'École de Médecine

1894

LES

GRANDS LAVAGES DE L'INTESTIN

7918-94. — Corbeil. Imprimerie Ed. Crété.

LES

GRANDS LAVAGES DE L'INTESTIN

(Étude historique, critique et expérimentale)

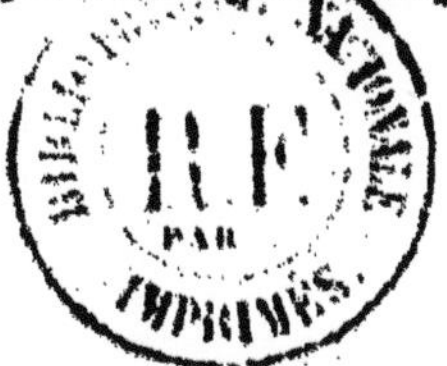

PAR

LE Dr HENRI ANGERANT

ANCIEN EXTERNE DES HOPITAUX ET DU BUREAU CENTRAL

ANCIEN MONITEUR D'ACCOUCHEMENTS A LA CHARITÉ

MÉDAILLE DE BRONZE DE L'ASSISTANCE PUBLIQUE

PARIS

ASSELIN ET HOUZEAU

LIBRAIRE DE LA FACULTÉ DE MÉDECINE

Place de l'École-de-Médecine

—

1891

AVANT-PROPOS

Arrivé au terme de nos études médicales, nous tenons à témoigner notre reconnaissance à nos maîtres dans les hôpitaux.

Nous n'oublierons jamais l'excellente année passée, à l'hôpital Saint-Antoine, dans le service de M. Hanot, que nous sommes heureux de remercier bien sincèrement de son précieux enseignement en même temps que des marques d'intérêt qu'il n'a cessé de nous prodiguer.

A l'Hôtel-Dieu, M. Bucquoy a été pour nous un maître très bienveillant, dont les leçons nous seront aussi fort utiles dans l'avenir. Nous le prions de croire à toute notre gratitude.

M. Budin nous a choisi comme Moniteur d'Accouchements à sa Maternité de la Charité. Qu'il nous permette de lui adresser ici nos très vifs remerciements pour l'honneur qu'il nous a fait, et aussi pour sa constante affabilité.

A l'hôpital Trousseau, M. Sevestre, à qui nous devons nos connaissances sur les maladies des enfants, nous a maintes fois donné des preuves de sa sollicitude. C'est un devoir bien agréable pour nous de lui rendre ici un public hommage.

M. Théophile Anger nous a appris, à l'hôpital Cochin,

les éléments de la chirurgie. Nous lui en sommes très reconnaissant.

M. Quinquaud a été enlevé à notre affection au cours de notre dernière année d'externat à l'hôpital Saint-Louis. Nous conserverons toujours un pieux souvenir pour la mémoire d'un savant de grand mérite chez qui les qualités de cœur étaient si bien alliées à celles de l'esprit.

MM. Broca, Michaux, Lejars, Chaput, Potherat, Poirier, Pierre Delbet et Rochard, chirurgiens du Bureau Central, ont droit à beaucoup de remerciements pour leurs conseils et pour l'initiative qu'ils nous ont laissée.

Notre ami le Docteur Lesage, qui s'est mis si gracieusement à notre disposition pour faciliter nos recherches, nos amis Radiguet, Dauriac et Poix qui nous ont traduit les publications allemandes et anglaises, peuvent être assurés de notre entier dévouement.

Que M. le professeur Laboulbène, qui nous a si bien accueilli en acceptant la présidence de cette thèse, veuille bien agréer l'expression de notre reconnaissance et de notre respect.

INTRODUCTION

L'emploi du lavement, ou injection d'un liquide simple ou composé faite dans le rectum à l'aide d'appareils spéciaux, remonte à la plus haute antiquité médicale. Il en est déjà fait mention dans les œuvres d'Hippocrate. Asclépiade, Celse, Galien, Oribase le recommandent dans un très grand nombre de maladies.

Les médecins arabes y avaient souvent recours; Avicenne (1) insiste sur les indications, les contre-indications et le procédé opératoire. L'usage des lavements, commun jusqu'à la fin de la Renaissance, devient exagéré aux dix-septième et dix-huitième siècles; plus restreint que jadis, il a, de nos jours, le mérite d'être soumis à des règles scientifiques.

De tout temps des divergences ont existé sur le mode d'emploi des lavements et sur la quantité de liquide qu'ils doivent contenir. C'est qu'en effet les auteurs étaient et sont encore loin de s'entendre sur la limite atteinte par l'injection rectale. Nous aurons l'occasion, au cours de cette étude, de mentionner les opinions les plus opposées. Un fait qui tend à prévaloir actuellement c'est

(1) Avicenne, *Sermo de qualitate clysteriorum et instrumento eorum* (canon medicinæ). Patavii, 1476.

que la valvule iléo-cæcale n'a pas la suffisance que la majorité des physiologistes lui ont attribuée autrefois et lui accordent encore aujourd'hui.

Nous avons relevé dans la littérature médicale les observations éparses où ce point particulier a été mis en lumière. La question est entrée dans une phase nouvelle avec l'entéroclyse de Cantani, méthode sur laquelle nous aurons à insister.

En France, les très intéressantes recherches de Dauriac, de Lesage sur l'antisepsie intestinale, entreprises en même temps que celles du professeur Antoine de Genersich (de Klausenbourg) en Autriche-Hongrie, replacent le sujet à l'ordre du jour.

Nous nous sommes livré nous-même à un certain nombre d'expériences qui sont rapportées à la fin de ce travail et qui, nous l'espérons du moins, justifient nos conclusions.

Dans l'exposé qui va suivre, l'étude anatomique et physiologique de la valvule iléo-cæcale sera précédée de considérations générales sur l'intestin grêle et sur le gros intestin. A propos de ce dernier, nous nous appesantirons à dessein sur le cæcum auquel nous attribuons un rôle important lors du passage rétrograde des liquides à travers la valvule.

LES
GRANDS LAVAGES DE L'INTESTIN

CHAPITRE PREMIER

INTESTIN GRÊLE ET GROS INTESTIN — LONGUEUR ET CAPACITÉ

Dans la série animale, le développement de l'intestin grêle est subordonné en grande partie au genre d'alimentation; chacun sait que ce développement est relativement considérable chez les herbivores, beaucoup moindre chez les carnassiers. L'anatomie comparée nous apporte une multitude de faits en faveur de cette concordance entre le régime alimentaire d'un animal et la longueur de son intestin.

Chez l'homme, qui se nourrit à la fois de substances végétales et de substances animales, l'intestin grêle présente un développement intermédiaire entre l'intestin des carnassiers et celui des herbivores (1). Sa longueur est d'environ 8 mètres, c'est-à-dire qu'elle dépasse cinq fois la longueur du corps chez un sujet de taille moyenne; elle représente les quatre cinquièmes de la longueur totale du tube digestif et dépasse quatre fois celle du gros intestin. Elle peut varier cependant dans des limites assez étendues, compter de 3 à 8 mètres (Cruveilhier);

(1) L. Testut, *Traité d'anatomie humaine*, 1893, t. III, p. 505.

dans un cas observé par Beau, elle était même réduite à 2m,78 ; par contre, elle peut aller jusqu'à 11 mètres (Weber).

Chez le nouveau-né, elle mesure non plus cinq fois, mais sept ou huit fois la longueur du corps, ce qui tient sans doute au faible développement des extrémités inférieures ; comparée à celle du gros intestin, elle serait aussi proportionnellement plus grande dans les premiers temps de la vie (Huschke).

Dans son *Traité des maladies des enfants*, Baginsky (1) donne les chiffres de Beneke et s'exprime en ces termes : « Le canal intestinal, et surtout l'intestin grêle, est, relativement à la longueur du corps, plus long chez l'enfant que chez l'adulte. Ces rapports sont de 570 : 100 chez le nouveau-né ; de 600 : 100 chez l'enfant de deux ans ; de 540 : 100 à sept ans ; de 470 : 100 au maximum à trente ans. »

Pendant le cours qu'il faisait en novembre et décembre 1892, à la Clinique d'accouchements de la rue d'Assas, sur les maladies du nouveau-né, M. Demelin (2), chef de clinique de la Faculté, a eu l'occasion de faire quelques mensurations. Voici les résultats qu'il a obtenus dans quatre cas :

1° Enfant long de 0m,46 centimètres.
Gros intestin 0m,50 centimètres.
Intestin grêle 2 mètres.

2° Enfant long de 0m,50 centimètres.
Gros intestin 0m,55 centimètres.
Intestin grêle 2m,20.

3° Enfant long de 0m,49 centimètres.
Gros intestin 0m,53 centimètres.
Intestin grêle 2m,13.

4° Enfant long de 0m,46 centimètres.
Gros intestin 0m,50 centimètres.
Intestin grêle 1m,98.

(1) Traduction par Louis Guinon et L. Romme. Paris, 1892, t. I. p. 7.
(2) Demelin, *Cours sur les maladies du nouveau-né*. Paris, nov.-déc. 1892.

La longueur du gros intestin est, chez l'homme de $1^m,30$ à $1^m,70$ (Henle), en moyenne de $1^m,65$; elle représente la septième partie environ de celle du tube digestif tout entier (1).

Nos mensurations personnelles, consignées dans nos observations, s'écartent peu des chiffres précédents.

Le diamètre de l'intestin grêle est de 2,5 à 3 centimètres. Dans sa partie supérieure, il s'élève à 3, 3,5 et même 4 centimètres. Au voisinage de son embouchure dans le gros intestin, il ne dépasse pas 2 centimètres (Sappey).

Son calibre décroît donc progressivement du pylore au cæcum, et sa forme n'est pas exactement celle d'un cylindre, mais plutôt celle d'un cône très allongé, à base supérieure (Debierre).

Chez l'adulte sa capacité serait, d'après nous, voisine de 4 litres.

Pris dans son ensemble, le calibre du gros intestin va aussi en diminuant de son origine à sa terminaison.

Sa capacité moyenne serait de 2 à 3 litres d'après Vandamme (2) qui a eu recours aux injections dans des cas d'occlusion siégeant sur le gros intestin.

M. le professeur Debierre (3) admet aussi que cette capacité est variable suivant les sujets, ce que confirment ses chiffres rapprochés de ceux de l'auteur précédent. Elle est, en moyenne, dit-il, de 1500 à 2000 centimètres cubes.

Le professeur Antoine de Genersich (de Klausenbourg) (4), faisant allusion à des expériences non encore publiées en détail, reconnaît que la capacité du canal digestif varie con-

(1) E. Wertheimer, in *Dict. Dechambre*, 1887, art. : INTESTIN.
(2) Vandamme, Thèse de doctorat. Paris, 1883. *De l'occlusion intestinale.*
(3) Ch. Debierre. *Traité élémentaire d'anat. de l'homme*, 1890, t. II, p. 403.
(4) A. de Genersich. *Progrès méd.*, 23 sept. 1893.

sidérablement selon l'individu, mais il admet qu'en général le gros intestin de l'adulte peut contenir environ 3 litres.

Loin de trouver plus de précision dans les Classiques, nous avons remarqué que ce point d'anatomie était complètement passé sous silence.

Nous avons nous-même observé les capacités suivantes chez trois cadavres adultes pris au hasard et examinés à ce point de vue : 1750, 1720 et 1500 centimètres cubes. Les sujets en expérience étaient un homme et deux femmes ; ils étaient âgés respectivement de 42 ans, 32 ans et 40 ans.

Chez l'enfant du premier âge, les variétés individuelles sont plus accusées encore, à tel point que l'approximation même ne nous semble plus permise. La note suivante, que nous devons à l'obligeance du Dr Lesage, rend bien compte des écarts susceptibles de se produire.

« L'abdomen, dit-il, est plus ou moins développé chez l'enfant du premier âge. Parfois ce développement est très marqué et il y a tympanisme dû à la distension gazeuse de la masse intestinale, soit en totalité, soit en partie ; en effet, plusieurs cas peuvent se présenter :

« 1° L'intestin grêle et le gros intestin sont développés également, si bien que chacune de ces parties occupe son siège classique ;

« 2° Ou bien, il n'en est pas ainsi, et il existe une inégalité de développement portant sur telle ou telle partie. Examinons chacune de ces anomalies.

« *a*. Type I : *Gros intestin distendu.*

« Quand on ouvre l'abdomen, on est frappé de ce fait que tout ce qui se présente de suite à la section est le gros intestin qui occupe le plan antérieur de la cavité abdominale. A peine un peu d'intestin grêle apparaît-il en bas, au-dessus du pubis, au-devant de la vessie. Le côlon transverse masque tout : foie et estomac. Tantôt il est rectiligne, extrêmement distendu, formant une véritable poche abdominale ; en ce cas, on note à chacune de ses extrémités, à l'angle droit et gauche, un pli du gros intestin avec rétrécissement apparent de son calibre, pli qui ferme le côlon transverse à ses deux extrémités, et cela, d'autant plus que la distension est plus accentuée sur cette portion du gros intestin. Ce pli est dirigé de haut en bas et d'avant en arrière, si bien que le côlon ascendant et le côlon descendant y aboutissent en arrière. Généralement, le côlon ascendant est distendu au-dessous de ce pli et vient faire une saillie manifeste qui occupe le flanc droit.

« Quant au côlon descendant, il reste caché en arrière dans sa partie supérieure ; au contraire, sa partie inférieure tend à faire saillie en avant, à devenir antérieure. Cette disposition tient à ce que le côlon descendant présente souvent une distension partielle sur son trajet.

« Mais il n'en est pas toujours ainsi, et bien des enfants présentent un rétrécissement apparent de tout le côlon descendant, alors que le côlon transverse et le colon ascendant sont distendus. Dans ce cas, tout le côlon descendant est entièrement caché dans la profondeur du flanc gauche.

« Ce fait est évident quand on étale tout le gros intestin dépourvu de toute attache péritonéale. On remarque alors qu'il est énorme, très distendu dans ses deux premières portions, tandis que sa portion descendante est réduite à l'état d'un petit canal.

« Tantôt ce faible développement du côlon descendant est

dû à de la contracture de sa paroi, qui est épaisse et résistante ; en ce cas, l'insufflation vient à bout de ce spasme et permet de donner au gros intestin son développement primitif. Tantôt, au contraire, ce développement imparfait tient à un arrêt dans l'évolution du côlon qui reste étroit et résiste à l'effet de l'insufflation bien que sa paroi soit peu épaisse. En ce cas, on peut parfois difficilement pénétrer dans l'intérieur de sa cavité et le lavement a peine à s'y frayer un chemin. Cette absence de cavité dans le côlon descendant est assez fréquente chez l'enfant et est un obstacle parfois insurmontable à tout lavage de l'intestin.

« On peut ainsi observer toute une série de cas intermédiaires où le rétrécissement du côlon descendant remonte plus ou moins haut vers le côlon transverse ; le point où ce rétrécissement est toujours le plus marqué est la partie inférieure ou anale ; il remonte plus ou moins haut.

« Le gros intestin, ainsi distendu et remplissant toute la cavité abdominale antérieure, peut, tout en étant dilaté, présenter des plis multiples sur son trajet, surtout dans sa portion transverse, si bien que le côlon, trop long, s'incurve en formant une sorte d'S, qui descend plus ou moins bas vers le pubis au-devant de la masse de l'intestin grêle.

« Dans cette variété de distension du gros intestin, seule cette partie se présente à l'ouverture de l'abdomen ; l'intestin grêle est masqué et caché profondément.

« *b*. Type II : *Intestin grêle distendu.*

« On peut observer le type inverse de dilatation intestinale. Cette dernière porte sur l'intestin grêle (le gros intestin étant rétracté ou peu développé).

« En ce cas, tout ce qui se présente à l'incision abdominale est la masse de l'intestin grêle distendue ; on n'aperçoit pas de parties de gros intestin.

« Les anses de l'intestin grêle sont dilatées d'une façon variable ; on les voit parfois atteindre le développement de l'intestin de l'adulte.

« Le gros intestin est caché derrière cette masse qu'il faut soulever pour l'apercevoir ; il est petit, non distendu, présentant un calibre égal ou inférieur à celui de l'intestin grêle ; c'est, on le voit, le contraire de ce qui a lieu normalement. Tantôt il est régulier ; c'est, pourrait-on dire, un « petit gros intestin » ; tantôt il est rétracté en tous ses points, si bien qu'il est réduit à un canal dur, musculeux, présentant en plusieurs points de petites dilatations ampullaires, surtout sur le trajet du côlon ascendant et du côlon transverse ; dans sa portion descendante, ces dilatations font défaut.

« La rétraction du gros intestin, qui est plus ou moins marquée, est d'autant plus appréciable qu'on considère une région plus voisine de l'anus. Il semble que le gros intestin se développe du cæcum vers l'anus, car sa distension suit cette marche. »

Le tableau suivant, que nous dressons à titre de contrôle, démontre les écarts très notables qu'on peut observer dans la première enfance, alors même que l'intestin réalise un même type chez deux sujets de même âge.

Age.	Longueur du gros intestin en centim.	Capacité du gros intestin en c. cubes.	Type.
1 mois	24	10	II
1 mois 1/2	40	90	I
2 mois	39	70	II
2 mois	42	100	I

Age.	Longueur du gros intestin en centim.	Capacité du gros intestin en c. cubes.	Type.
2 mois	55	220	I
2 mois	55	50	Normal.
3 mois	47	140	I
4 mois	41	72	II
4 mois	54	140	?
4 mois	55	515	I
4 mois	62	300	I
5 mois	44	375	I
5 mois	43	135	I
7 mois	47	480	I
8 mois	53	70	II
10 mois	68	290	I
15 mois	40	135	II
18 mois	54	455	II
2 ans	48	210	II

Ces chiffres sont presque tous inférieurs à ceux de Mortimer (1) qui estime que, chez l'enfant, la capacité du gros intestin varie d'un demi-litre à un litre.

Ils ne nous permettent pas non plus de reconnaître l'exactitude des conclusions de Monti (2) qui estime que, pour faire une irrigation complète du gros intestin chez les enfants, il faut injecter les quantités suivantes qui varient avec l'âge des malades : « Chez les nouveau-nés pesant moins de 3 kilogrammes : 200 à 300 grammes de liquide; chez ceux pesant plus de 3 kilogrammes : 300 à 500 grammes; durant les quatre premiers mois, la quantité de liquide nécessaire est de 500 à 700 grammes, selon le poids du corps; au-dessus de cet âge, on peut injecter un litre de liquide. »

(1) Mortimer, *The Lancet*, 23 mai 1891. *Traitement de l'invagination par l'injection et l'insufflation. Ses dangers.*

(2) Monti, *Archiv f. Kinderheilkunde*, 1886, t. VII, fasc. 3. Et traduction de G. Bœhler, in *Revue mensuelle des maladies de l'enfance*, mars 1886.

CHAPITRE II

GÉNÉRALITÉS SUR LE CÆCUM

Avec Testut (1), on peut définir ainsi le cæcum : toute la portion du gros intestin qui est située au-dessous d'un plan transversal passant immédiatement au-dessus de la valvule iléo-cæcale.

Sa forme est celle d'un cul-de-sac oblique en haut et en dehors, couché dans la fosse iliaque et continu en haut avec le côlon, dont il est séparé, extérieurement par une bandelette annulaire, intérieurement par la valvule de Bauhin (A. Broca) (2).

Fromont (3) a précisé cette position du cæcum qu'il nous dit être en rapport presque constant avec l'âge du sujet autopsié. On sait, en effet, que pour arriver dans la fosse iliaque droite, le cæcum, primitivement situé au niveau du petit bassin avant toute torsion de l'anse intestinale, doit monter dans le flanc gauche, passer transversalement devant l'ombilic, puis descendre dans le flanc droit pour arriver jusqu'au niveau de l'épine iliaque antéro-supérieure droite. Or, d'après les recherches antérieures de Tarenetzky et les recherches plus récentes de Fromont, cette évolution n'est presque jamais terminée au moment de la naissance, et il

(1) Testut, *Traité d'anatomie humaine*, 1893, t. III, p. 531.

(2) A. Broca, *L'anatomie du cæcum et les abcès de la fosse iliaque*, in *Gazette hebdomadaire de médecine et de chirurgie*, 15 sept. 1888.

(3) Fromont, Thèse de doctorat. Lille, 1890. *Contribution à l'anatomie topographique de la portion sous-diaphragmatique du tube digestif.*

n'est pas rare de la voir encore incomplète à 14 et 15 ans.

Dans l'enfance, c'est-à-dire de la naissance à 8 ou 10 ans, on trouvera donc toujours des cæcums au-dessus de la crête iliaque; chez l'adulte, au contraire, le cæcum sera presque invariablement situé au niveau de l'épine iliaque antéro-supérieure droite, assez rarement plus bas, sur le bord du détroit supérieur; un peu plus souvent enfin, le cæcum se trouvera à la partie moyenne de la fosse iliaque, l'évolution cæcale ne s'étant pas faite complètement malgré l'âge (4 fois sur 40 autopsies) (Fromont).

Leguеu (1) a étudié la situation du cæcum chez les enfants : sur 100 sujets âgés de 1 mois à 15 ans, il a trouvé 55 fois le cæcum à sa situation normale dans la fosse iliaque; dans 25 cas, le cæcum siégeait à la partie postérieure de la fosse iliaque, très haut par rapport à l'arcade de Fallope, très haut et très profondément sous le foie; six fois, il était franchement prérénal, sans aucun rapport avec la fosse iliaque; dans cette situation haute et postérieure (pré ou juxta-rénal) la direction du cæcum est le plus souvent antéro-postérieure, à grand axe parallèle à l'axe du corps, mais dans trois cas, la direction était nettement transversale, le fond du cæcum regardait à droite.

Chez quatorze sujets, il était dans le petit bassin, le plus souvent dans la partie la plus déclive de l'excavation pelvienne, entre la vessie et le rectum, ou au-dessus du ligament large ou du fond de l'utérus chez les petites filles.

Jamais Legueu n'a trouvé le cæcum dans la région de l'ombilic ou en arrière de la symphyse du pubis. Mais, dans certains cas, la mobilité de l'intestin était telle que rien ne

(1) Legueu, in *Bull. de la Soc. anat.* Paris, février 1891.

s'opposait à ce que le cæcum ne prît sous une influence quelconque, une situation différente.

Très variable suivant les sujets, la longueur du cæcum mesure, en moyenne, de quatre à huit centimètres. Son diamètre varie de cinq à sept centimètres. Sa capacité moyenne est de 200 à 300 centimètres cubes (Testut).

Contre sa paroi gauche arrive l'iléon, mais l'abouchement de l'intestin grêle dans le cæcum se fait dans une direction qui varie extrêmement avec la position de ce dernier. Quand le cæcum est au niveau de l'épine iliaque antéro-supérieure, l'abouchement se fait suivant une ligne oblique de bas en haut et de dedans en dehors. Au fur et à mesure que le cæcum reste plus haut dans l'abdomen, la ligne d'abouchement change de direction : ou la partie terminale de l'intestin grêle reste à peu près à son niveau ordinaire à l'orifice supérieur du petit bassin et la ligne d'abouchement devient verticale, ou bien la partie terminale de l'iléon, entraînée en totalité, remonte avec le cæcum et prend une direction absolument horizontale, parallèle au côlon transverse (Fromont). Mais si l'incidence est quelquefois perpendiculaire, il est plus fréquent que l'iléon forme avec le gros intestin un angle obtus à sinus inférieur, et encore plus un angle obtus ouvert en haut ; et, chez l'adulte, l'origine de cette partie du gros intestin répond le plus ordinairement à peu près à l'angle de jonction de la fosse iliaque et de la paroi abdominale antérieure (Debierre).

Le cæcum est maintenu en position par deux replis du péritoine que M. Tuffier(1) a désignés sous les noms de *ligament supérieur* et *ligament inférieur*. Le premier (*ligamentum*

(1) Tuffier, Étude sur le cæcum et ses hernies. *Archives générales de médecine*, juin-juillet 1887.

cæci de Huschke) s'insère en haut sur la paroi abdominale postérieure, immédiatement au-dessous du rein ou même sur son extrémité inférieure. De là, il se porte en bas et en avant et se termine sur la paroi externe du côlon ascendant, à son union avec le cæcum. Ce ligament, dirigé de haut en bas, supporte le poids du cæcum dans la station verticale et l'empêche ainsi de descendre dans le bassin. Quant au ligament inférieur, il représente l'insertion de la partie inférieure du mésentère à la fosse iliaque; il retient le cæcum en dedans et limite son mouvement de bascule en haut.

Malgré ces ligaments, dit Testut, le cæcum se meut sur place avec la plus grande facilité. Il est en effet, contrairement à une opinion très répandue, entouré par le péritoine sur tout son pourtour, et, en raison de cette disposition, il ballotte librement dans la fosse iliaque droite.

Au nombre des facteurs accessoires qui jouent un rôle dans l'insuffisance rétrograde de la valvule iléo-cæcale, M. le professeur Debierre (de Lyon) (1) invoque la présence des brides péritonéales et spécialement des replis séreux qui unissent l'intestin grêle à angle droit au cæcum. Nous pensons donc qu'il n'est pas sans intérêt de mentionner l'état actuel des connaissances anatomiques sur la question du péritoine cæcal. C'est à Testut (2) que nous empruntons les détails qui vont suivre:

Le mésentère, au niveau du point où se fait l'abouchement de l'intestin grêle dans le gros intestin (abouchement iléo-cæcal, angle iléo-cæcal), se divise en deux feuillets: un feuillet antérieur qui s'étale sur la face antérieure du cæcum, et

(1) Ch. Debierre, *La valvule de Bauhin*, in *Lyon médical*, 1885, p. 267.
(2) *Loc. cit.*, p. 561.

un feuillet postérieur qui passe sur sa face postérieure. Ces deux feuillets, comme sur l'intestin grêle, s'unissent et se confondent au niveau du bord externe de l'organe. Ils s'unissent de même au niveau de son fond, de telle sorte que l'ampoule cæcale est recouverte par le péritoine sur tout son pourtour : elle flotte librement dans la fosse iliaque, et la main, suivant la comparaison heureuse de M. Tuffier, peut en faire le tour comme elle fait le tour de la pointe du cœur dans le péricarde.

Sur certains sujets, le péritoine forme en arrière du cæcum un repli plus ou moins développé, le mésocæcum, qui le rattache à la fosse iliaque ; sur d'autres, on voit la séreuse passer tout simplement sur la face antérieure de l'organe et l'appliquer contre le plan sous-jacent. Mais, de ces deux dispositions, la première est relativement rare et la seconde tout à fait exceptionnelle. La disposition précitée, enveloppement complet du cæcum par le péritoine, doit être considérée comme la règle, ainsi que l'ont établi depuis longtemps les recherches de Bardeleben (1), confirmées depuis, dans ce qu'elles ont d'essentiel, par celles de Luschka, de Trèves (2), de Tuffier (3). Sur 120 sujets examinés par ce dernier auteur, 9 seulement avaient le tiers supérieur et postérieur du cæcum dépourvu de péritoine ; sur tous les autres, cet organe était entièrement recouvert par la séreuse.

En 1891, Leguen (4) ayant examiné 100 enfants, a rencontré sur 6 seulement le cæcum partiellement adhérent.

(1) Bardeleben, *Arch. f. path. Anat.*, 1849.

(2) Trèves (Frédéric) The anatomy of the int. canal and Peritoneum, in Man, *British med. Journal*, 1885. — Ibid., 19 février 1887. *Mémoire sur les hernies du cæcum.*

(3) *Loc. cit.*

(4) *Loc. cit.*

En 1892, Pérignon (1) nous apprend dans sa thèse inaugurale qu'il a toujours trouvé le cæcum libre chez le nouveau-né et chez l'enfant, tandis que, chez l'adulte, il l'a rencontré adhérent dans une proportion de 14 p. 100. Ce chiffre est, comme on le voit, un peu plus élevé que celui qui nous est fourni par les recherches de Tuffier.

En tenant compte des différentes statistiques, on peut établir en principe que le cæcum, chez l'adulte, est plus ou moins adhérent une fois sur 10 sujets, libre et flottant sur les 9 autres.

Pour Testut (2) « l'extrémité libre du cæcum peut occuper trois positions qu'il distingue en : *ordinaire, haute* ou *élevée*, et *basse*. Dans le premier cas, elle répond à l'angle dièdre que forment, en se réunissant l'une à l'autre, la paroi abdominale antérieure et la fosse iliaque interne. Mais ce n'est pas là, dit-il, une disposition anatomique constante et dans des cas, plus rares il est vrai, on observe la position haute, où le cæcum est situé à 6 ou 8 centimètres au-dessus de l'arcade fémorale, ou bien la position basse, dans laquelle il s'incline en dedans et en bas et descend jusque dans l'excavation pelvienne. L'observation démontre que la position dite élevée est à peu près constante chez le fœtus et chez l'enfant, tandis que la position basse se rencontre de préférence chez les adultes et surtout chez les vieillards. C'est qu'en effet le cæcum n'est pas entièrement fixe, mais descend peu à peu au cours du développement ontogénique, au fur et à mesure que le sujet avance en âge. Ce mouve-

(1) Pérignon, *Étude sur le développement du péritoine dans ses rapports avec l'évolution du tube digestif et de ses annexes*. Thèse de Paris, 1892.

(2) *Loc. cit.*

ment de descente, qui coïncide presque toujours avec un certain allongement de l'organe, s'effectue vraisemblablement sous l'influence des matières fécaloïdes qui, en s'accumulant et en séjournant dans l'ampoule cæcale, rendent celle-ci plus pesante et l'entraînent naturellement vers le bas. »

M. le professeur Debierre (de Lyon) (1) cite l'opinion de Toldt qui admet que chez le fœtus, et encore chez le nouveau-né l'extrémité borgne du cæcum est placée beaucoup moins bas que chez l'adulte. C'est aussi l'avis de Tarenetzky (2) et de Fromont (3) qui ont fait la remarque que le cæcum, comme le testicule, subit une descente de l'âge fœtal à l'âge adulte.

Nous verrons, au cours de cette étude, que le passage rétrograde des liquides, du gros intestin dans l'intestin grêle, a été obtenu par divers expérimentateurs sur des sujets de tous âges. La situation de l'organe ne semble donc pas être, dans le cas particulier qui nous occupe, un élément important de succès.

Nous n'en dirons pas autant d'autres facteurs sur lesquels nous nous appesantirons plus à propos au chapitre du manuel opératoire des grands lavages de l'intestin.

(1) Ch. Debierre, *Traité élémentaire d'anatomie de l'homme*, 1890, t. II, p. 408.
(2) Tarenetzky, *Contribution à l'anatomie du canal intestinal.* Mémoire de l'Académie impériale de Saint-Pétersbourg, 1881.
(3) *Loc. cit.*

CHAPITRE III

VALVULE ILÉO-CÆCALE

Comme l'a écrit le professeur A. Richet (1), la division de l'intestin en gros et petit est, entre autres, commandée par la présence de la valvule iléo-cæcale.

A. **Historique.** — Cette valvule, découverte en 1573 par Varole (2) qui la désignait sous le nom d'opercule de l'iléon, a été signalée en 1579 par Bauhin (3) qui substitue le terme de valvule à celui d'opercule et s'attribue à tort une découverte qui revient, en réalité, à l'anatomiste italien.

En 1618, nous trouvons une nouvelle mention due à Fabrice d'Acquapendente (4); en 1640, Riolan insiste sur la physiologie.

Mais, comme le fait remarquer le professeur Sappey (5), il faut, pour avoir une véritable description, arriver à Morgagni (6) qui, en 1719, trace un tableau plus complet que celui de ses prédécesseurs.

En 1732, Winslow (7) ébauche la structure que B. S. Albinus (8) reprend en 1754 pour l'exposer dans tous ses détails.

Depuis lors, les différents observateurs se sont occupés plus

(1) A. Richet, *Traité pratique d'anatomie médico-chirurgicale*, 1877, p. 801.
(2) Varole, *Anat. hum.*, 1573. Liv. III; c. III.
(3) G. Bauhin, *Theatr. anat.* Francofurti, 1605, p. 121.
(4) Fabricii ab Acquapendente, *Opera omnia.* Lugd., 1738, p. 142.
(5) Sappey, *Traité d'anatomie descriptive*, 1879, t. IV, p. 265.
(6) Morgagni, *Adversaria anatomica*, III, animad, 9, 10, 11, 12 et 13.
(7) Winslow, *Exposit. anat.* 1732, p. 317.
(8) B. S. Albinus, *De valvula coli* (Acad. anat. t. I, lib. II, cap. 11).

spécialement des fonctions de la valvule; leur nom sera mieux placé au chapitre Physiologie.

B. **Anatomie.** — Pour bien étudier la valvule iléo-cæcale, il faut prendre une pièce fraîche, comme le recommandait déjà J. Cruveilhier (1). Le gros intestin étant ouvert par une incision portant sur sa paroi externe, on aperçoit, en regardant l'intérieur du cæcum et du côlon ascendant, une fente transversale, située sur le côté interne du gros intestin, et dirigée sensiblement d'avant en arrière. Cette fente présente deux lèvres et deux commissures; les deux lèvres sont, l'une supérieure, l'autre inférieure. Des deux commissures qui sont, l'une antérieure, l'autre postérieure, part un repli qui se perd sur les parois du gros intestin. Ce sont ces replis, véritables brides, qui, depuis Morgagni, sont désignés sous le nom de *rênes* ou *freins* de la valvule; ordinairement, l'antérieur est beaucoup plus court que le postérieur. Souvent, dit M. Marc Sée (2), le repli appartient exclusivement à la valve supérieure.

La cavité de l'iléon, considérée dans sa portion terminale, affecte la forme d'un coin qui se dirige de gauche à droite, se rétrécit de plus en plus et aboutit à une fente horizontale. Cette sorte de boutonnière ne mérite le nom d'orifice iléo-cæcal qu'au moment du passage des matières alimentaires qui écartent les deux lèvres appliquées l'une contre l'autre, d'une façon d'autant plus intime que la distension du cæcum est plus considérable.

Si, au contraire, nous laissons séjourner pendant quelques jours la même pièce dans un liquide conservateur, par

(1) J. Cruveilhier, Marc Sée et Cruveilhier fils, *Traité d'anatomie descriptive* t. II; 1874.

(2) Marc Sée, in *Dictionnaire Dechambre*, art. Cæcum, 1870.

exemple dans un mélange à parties égales d'alcool dénaturé et de chloral à 10 p. 100 ou dans une solution d'acide chromique, nous voyons apparaître un fait bizarre au premier abord : les replis mobiles que nous pouvions augmenter à l'état frais, par la traction avec une pince ou bien encore en poussant l'intestin grêle dans le gros intestin, sont devenus maintenant très saillants et forment de véritables bourrelets ; tantôt le bourrelet inférieur est plus long, tantôt il est plus court, plissé et échancré ; M. Marc Sée (1) avait déjà remarqué cette échancrure. Cette valve inférieure, quand elle est moins échancrée, est alors légèrement concave.

Le liquide conservateur a donc eu pour effet d'augmenter les replis de la muqueuse et c'est seulement grâce à son action que des valves, à peine marquées à l'état frais, deviennent faciles à mesurer ; on trouvera, par exemple, qu'elles ont 10 ou 20 millimètres de hauteur, au point que Lesage (communication orale) a pu les comparer très judicieusement à un petit « col utérin ».

Debierre (2), lui aussi, dit avec raison que sur les pièces desséchées les lèvres sont très saillantes et que l'orifice, elliptique, a de 20 à 30 millimètres, tandis qu'à l'état frais, la valvule est représentée par un « bourrelet mousse, fendu suivant sa longueur ».

Les organes qui viennent d'être recueillis sur le cadavre, pourront donc seuls donner une idée nette de la boutonnière iléo-cæcale ; autrement, nous serons en face d'une hypertrophie purement artificielle et c'est alors seulement que nous aurons sous les yeux le « relief anguleux formé par deux

(1) Marc Sée, *loc. cit.*
(2) Ch. Debierre, *Lyon médical*, 1885, n° 45.

valves de forme parabolique, saillantes du côté du cæcum », relief sur lequel l'éminent anatomiste Cruveilhier (1) avait déjà appelé l'attention. Il ajoute que la valve inférieure est inclinée de 45° sur la supérieure qui est horizontale.

Ainsi qu'il fallait s'y attendre, les valves sont moins saillantes quand le cæcum a été simplement insufflé et desséché. Nous pourrions presque dire qu'à l'état normal, la distinction des valves en supérieure ou iléo-côlique et en inférieure ou iléo-cæcale, est quelque peu arbitraire, si cette division n'offrait le réel avantage de simplifier la description.

Ces restrictions faites, mentionnons les opinions des anatomistes :

Pour Sappey (2), la valve inférieure est plus longue ; pour Morel et Duval (3) elle est plus large, mais plus courte. Wertheimer (4) et Debierre (5) disent que ces deux dispositions peuvent s'observer. Comme nous le verrons plus loin, cette inégalité des valves a été invoquée pour expliquer le passage des liquides du gros intestin dans l'intestin grêle.

Ce que nous avons dit plus haut des liquides conservateurs a permis à Debierre (6) de comparer à un bec de canard renversé les deux lèvres de la valvule vues par la lumière de l'iléon et s'avançant l'une contre l'autre vers le centre du cæcum.

Quelle est la texture de la valvule ? Il est démontré depuis Winslow (1732) et Albinus (1754) que les deux valves sont le résultat d'une duplicature, d'une véritable invagination de

(1) *Loc. cit.*
(2) *Loc. cit.*
(3) Morel et Mathias Duval, *Manuel de l'anatomiste*, 1883, p. 1031.
(4) Wertheimer, in *Dict. Dechambre*, 1887, art. INTESTIN.
(5) Ch. Debierre, *Traité élémentaire d'anatomie de l'homme*, 1890, p. 111.
(6) Ch. Debierre, *Lyon médical*, 1885, n° 45.

l'iléon faisant saillie dans le gros intestin. La tunique péritonéale reste étrangère à la formation de cette invagination ; en passant directement de l'intestin grêle sur le gros intestin, la séreuse forme une bride. Si, comme le faisait déjà Albinus, on enlève, sur un intestin distendu, la membrane péritonéale dans le point précis où la terminaison de l'iléon s'abouche dans le cæcum et le côlon, on voit de la façon la plus évidente que l'intestin grêle semble s'y enfoncer en se repliant sur lui-même. On peut alors dégager cet intestin grêle du gros intestin en exerçant sur lui une traction ménagée et graduelle. Après cette petite manœuvre, il est facile de se rendre compte, en faisant une fenêtre sur la paroi externe du cæcum, que la valvule n'existe pas et que l'intestin grêle communique par une large bouche avec le gros intestin.

Voici ce que les classiques admettent pour la texture proprement dite : le péritoine et les fibres musculaires longitudinales passant directement de l'iléon sur le gros intestin, et ces dernières se réfléchissent à angle droit. Les fibres musculaires circulaires forment l'axe de chaque valve et se prolongent jusqu'à leur bord libre. Comme il s'agit d'un repli, il existe donc deux couches de fibres circulaires. Entre celles-ci et la muqueuse se trouve la couche celluleuse. La partie de la muqueuse qui se continue avec l'iléon présente la structure de la muqueuse de l'intestin grêle ; du côté du cæcum, la muqueuse a la structure de celle du gros intestin qui a pour caractéristique l'absence de valvules conniventes et de villosités. Au niveau du bord libre, la limite entre les deux membranes est très nette.

Richet (1) se sépare de la majorité des auteurs en admet-

(1) A. Richet, *Traité pratique d'anatomie médico-chirurgicale*, 1877, p. 802.

tant que la valvule ne renferme pas de fibres musculaires.

C. **Physiologie.** — Après les restrictions sur lesquelles nous avons insisté au chapitre précédent, nous nous croyons autorisé à dire que, pour l'anatomie de la valvule iléo-cæcale, les auteurs sont d'accord, sauf quelques points de détail. Avec la physiologie le tableau change et nous voyons les opinions les plus contradictoires se donner libre carrière. Nous sommes tellement convaincu de la bonne foi scientifique des savants mis en présence qu'il nous semble plausible de donner à des résultats si divers l'interprétation suivante : il est incontestable que dans les cas suivis de succès les variétés individuelles des sujets mis en expérience ont été d'un appoint considérable. A ce facteur qui leur manquait, les physiologistes qui sont arrivés à des conclusions négatives ont ajouté les conditions mauvaises dans lesquelles ils se plaçaient pour parvenir au but qu'ils se proposaient d'atteindre. Nous chercherons à mettre ce point en lumière quand nous aborderons l'étude du manuel opératoire des grands lavages de l'intestin et la question des pressions à employer.

Quels sont les partisans de la suffisance rétrograde de la valvule?

Varole (1), en 1573, s'est contenté d'envisager la question pour les matières fécales et a déclaré que tout retour des excréments du côlon dans l'iléon était impossible.

Six ans plus tard, Bauhin (2) copie servilement les conclusions de son prédécesseur.

Le premier, en 1618, Fabrice d'Acquapendente (3) insuffle le

(1) *Loc. cit.*
(2) *Ibid.*
(3) *Ibid.*

gros intestin par l'anus et fait remarquer que l'air ne peut pas pénétrer jusqu'à l'iléon.

J. Riolan (1) recherche l'effet des injections de liquide et conclut que la valvule est un obstacle que les clystères ne sauraient franchir.

J. Cloquet (2) se borne à dire qu'elle « est destinée à empêcher le retour des matières excrémentitielles du cæcum dans l'intestin grêle ».

Meckel et Panizza (3) nient que la valvule puisse jamais livrer passage à des matières remontant du gros intestin dans l'intestin grêle. Pour le professeur Panizza, les fibres musculaires de la valvule jouent le rôle d'un sphincter ; en outre, la valve inférieure, plus longue que la supérieure, reçoit la plus grande part du choc des matières qui remontent et s'applique d'autant mieux contre cette dernière, pour fermer plus hermétiquement l'ouverture, que la pression est plus forte. Il a corroboré cette démonstration par des expériences directes dans lesquelles ni les solides, ni les liquides, ni même les fluides aériformes comprimés avec force dans le gros intestin, n'ont pu vaincre la résistance de la valvule.

La même année, en 1835, Lauth (4) écrit que la disposition de la valvule est « telle que les matières contenues dans l'intestin grêle peuvent passer librement dans le gros intestin, mais que le passage inverse ne peut avoir lieu parce que les lèvres de la valvule s'appliquent alors l'une sur l'autre ».

Quels sont les classiques et les auteurs de travaux plus récents qui partagent encore cette manière de voir?

(1) *Loc. cit.*
(2) J. Cloquet, *Anat. de l'homme*, t. V, p. 681. Paris, 1831.
(3) Cités in *Gazette médicale de Paris*, 1835, n° 1.
(4) Lauth, *Manuel de l'anatomiste*. Paris-Strasbourg, 1835, p. 306.

En 1857, Besnier (1), dans son *Étude sur le diagnostic et sur le traitement de l'occlusion de l'intestin dans la cavité de l'abdomen*, parle bien des injections liquides, des douches ascendantes. Il dit même que cette classe de moyens est de première importance et compte un certain nombre de succès, mais il n'aborde pas le sujet de l'insuffisance valvulaire et il réserve l'emploi de la méthode qu'il préconise aux seuls cas où « la lésion dépend du gros intestin ».

Eisenmann (de Wurtzbourg) (Bavière) (2), accorde la même action limitée aux grands lavements d'eau chaude (3 litres à 37°) administrés pour traiter certaines inflammations abdominales.

Pour Grisolle (3), les injections de liquides ou de gaz dans le rectum, les douches ascendantes dirigées avec des appareils plus ou moins énergiques, dans les cas d'iléus ou d'invagination intestinale, peuvent bien agir dans les cas où l'obstacle réside dans le rectum, mais sont impuissantes lorsqu'il siège au delà.

Le Dr Burns (4), dans son *Traité d'accouchement*, sans déterminer précisément la quantité de liquide à injecter en cas de constipation, distingue cependant entre les matières accumulées dans le rectum et celles qui sont encore contenues dans le côlon. Contre ces dernières, il conseille de les amener d'abord dans le rectum au moyen de laxatifs administrés par la bouche, puis de les chasser au dehors par des lavements ; ce qui donnerait à supposer que, dans son opinion, ces der-

(1) Besnier (Henri Ernest), Thèse de doctorat. Paris, 1857.
(2) Eisenmann, *Bulletin de thérapeutique*, 1858, p. 542.
(3) Grisolle, *Traité de pathologie interne*, 1865, t. II, art. Iléus, p. 258 et art. Invagination intestinale, p. 263.
(4) Cité par Brochin, in *Dict. Dechambre*, art. Lavements, 1869.

niers ne pénétreraient que peu ou point dans le côlon.

En 1870, Paulet (1) conteste que les liquides, les solides et même les gaz puissent remonter dans l'intestin grêle.

Pour M. Marc Sée (2), ce reflux des matières solides, liquides et même gazeuses du gros intestin dans l'iléon est impossible chez le vivant, mais, sur le cadavre, les tentatives entreprises avec les gaz et les liquides peuvent être suivies de succès.

M. Armand Desprès (3) s'appuie sur les expériences tentées par Panizza sur le cadavre pour confirmer la suffisance absolue de la valvule, qu'il assimile à un sphincter véritable.

Le professeur A. Richet (4) admet bien la diffusion des gaz, mais déclare qu'il n'a obtenu qu'exceptionnellement le reflux des liquides.

Bulteau (5) est tellement convaincu du rôle effectif de la valvule qu'il écrit ce qui suit : « Les injections (au moyen de sondes introduites assez profondément dans le rectum, et préconisées spécialement dans l'invagination et dans le volvulus) ne peuvent être utilisées que dans les occlusions siégeant dans le gros intestin... Les invaginations du gros intestin et le volvulus de l'S iliaque sont les deux variétés d'occlusion où les injections forcées réussiront le mieux. Si l'on a *diagnostiqué un étranglement de l'intestin grêle il faut s'abstenir des injections ; elles ne peuvent que nuire au malade en le fatiguant inutilement.* »

(1) Paulet, *Anat. topographique*. Paris, 1870, p. 451.
(2) Marc Sée, *Dict. Dechambre*, 1870, art. Cæcum.
(3) Armand Desprès, in *Dict. Jaccoud*, art. Intestins, 1874.
(4) *Loc. cit.*
(5) Bulteau, *De l'occlusion intestinale au point de vue du diagnostic et du traitement*. Thèse de doctorat. Paris, 1878.

Pour M. le professeur Sappey (1), gaz et liquides s'arrêtent également à la limite du gros intestin et de l'intestin grêle.

Vandamme (2) est aussi catégorique.

Follin et Duplay (3) s'expriment ainsi : « Les injections forcées d'air ou de liquides par l'anus peuvent être utiles dans certains cas d'occlusion intestinale siégeant sur le gros intestin : car on comprend que ce moyen mécanique ne pourrait avoir *aucun effet dans les occlusions de l'intestin grêle*, la valvule de Bauhin s'opposant au passage des gaz ou des liquides injectés de bas en haut. »

A propos du traitement de la constipation, et sans nier d'ailleurs que l'action du lavement s'étende bien au delà du point où le liquide pénètre, le professeur Lasègue (4) déclare, en 1884, que l'injection rectale ne peut aller que jusqu'à l'S iliaque et que la véritable barrière des apothicaires n'est pas la valvule iléo-cæcale. Dans une leçon sur les *maladies du gros intestin et en particulier sur les affections dysentériformes*, il avoue que la médication topique serait la meilleure, mais que le côlon transverse est trop loin de l'anus pour que les lavements aient une réelle efficacité. Selon lui, « tout ce qu'on pourrait envoyer par là n'irait pas à son adresse ».

Dans le traitement des étranglements rotatoires de l'intestin grêle, Lévêque (5) accorde aux gaz une efficacité qu'il refuse aux douches ascendantes qui ne peuvent, du fait de la valvule, pénétrer jusqu'à l'obstacle.

(1) *Loc. cit.*

(2) Vandamme. *De l'occlusion intestinale.* Th. de doctorat. Paris, 1883.

(3) Follin et Duplay, *Traité élém. de pathol. externe*, 1883, t. VI, art. OCCLUSION INTESTINALE, p. 301.

(4) Lasègue, *Études médicales*, 1884, t. II, p. 401 et 402 et p. 412.

(5) Émile Lévêque, *De l'occlusion intestinale produite par les rotations de l'intestin, et en particulier par celles de l'intestin grêle.* Thèse de doctorat. Paris, 1885.

J. Béclard (1) interprète ainsi les faits qu'il a observés : chez le vivant, le retour, vers l'intestin grêle, des matières engagées dans le gros intestin, est empêché par la contraction des fibres musculaires contenues dans l'épaisseur des valves supérieure et inférieure. Une autre disposition contribue encore à rendre ce retour plus difficile : les deux valves se recouvrent un peu l'une l'autre lorsque l'ouverture valvulaire se ferme. C'est en vertu de cette disposition que, sur le cadavre où la contractilité du plan charnu de la valvule est anéantie, on peut néanmoins remplir d'eau le cæcum, sans que le liquide pénètre dans l'intestin grêle. On peut même, après l'avoir détaché du corps, l'insuffler et le dessécher ainsi : les deux valves s'appliquent l'une contre l'autre sous la pression de l'air insufflé, ferment le cæcum en ce point, et s'opposent à la sortie de l'air.

Beaunis (2) invoque le même mécanisme en se basant aussi sur la constitution anatomique.

Dans un cas d'intussusception, probable d'après l'ensemble des symptômes, et observée chez un enfant nouveau-né, Thomas P. Harvey (3) a fait pénétrer une émulsion d'huile de ricin dans le gros intestin. Le succès obtenu lui fait se demander si l'émulsion n'a pas dépassé la valvule iléo-cæcale et produit un déplissement susceptible de remédier à l'intussusception qu'il soupçonnait. Il n'ose être affirmatif sur ce point, et il cite même l'opinion de Trèves (4) qui admet que le liquide des lavements ne va pas plus loin que la valvule.

(1) J. Béclard, *Traité élémentaire de physiologie*, 1836, 1re partie, p. 66 et 67.

(2) H. Beaunis, *Nouveaux éléments de physiologie humaine*, 1888, p. 242.

(3) Thomas P. Harvey, *The British med. Journ.*, 12 mai 1888. *Un cas d'obstruction intestinale chez l'enfant.*

(4) Trèves, *De l'obstruction intestinale, variétés, pathogénie, diagn. et traitement.* Londres, 1884.

Au premier congrès des médecins et chirurgiens américains, tenu à Washington en septembre 1888, M. Senn (de Milwaukee) (1) dit que le traitement par les injections rectales d'un liquide ne peut être utile que pour les obstructions siégeant dans le gros intestin. Il vante la supériorité des injections gazeuses dans les cas d'obstruction de l'intestin grêle et prône surtout l'hydrogène qui est « très léger, inoffensif, facile à obtenir, et, de plus, aseptique ». Il ajoute qu'une très faible pression suffit pour faire franchir à ce gaz la valvule iléo-cæcale et que la continuation de cette pression fait sortir l'hydrogène par la bouche. Ses conclusions reposent, dit-il, sur un très grand nombre d'expériences faites chez les animaux et aussi chez l'homme.

Maturié (2), partisan du « curage de l'intestin » dans les cas où l'obstacle est dû à des matières fécales occupant l'ampoule rectale, recommande les irrigations par l'anus quand le siège de l'occlusion est « plus élevé »; il ne précise pas davantage. Mais nous croyons qu'il n'a en vue que le gros intestin, car, à propos de l'insufflation, pratiquée par Hippocrate avec un soufflet de forgeron, il dit que, seules, les invaginations et les coudures de cette portion du canal digestif ont pu être réduites.

D'après M. Dujardin-Beaumetz (3), Christison, Anthony Thomson, Denman, Graves, Marshall-Hall ont donné des faits très intéressants qui montrent que, pendant la vie, les lavements ne peuvent pas franchir la valvule iléo-cæcale. L'auteur ajoute que le nom de *barrière des apothicaires* est

(1) *Semaine médicale*, 1888, p. 380.

(2) Maturié, *De l'occlusion intestinale et de son traitement*. Thèse de doctorat Paris, 1890.

(3) Dujardin-Beaumetz, *Leçons de clinique thérapeutique*, 1891, t. I, p. 107.

donc bien applicable à cette valvule, comme le soutenait d'ailleurs depuis longtemps Regnier de Graaf (1) à qui les observations de Galien, Sennert, Paré, Bartholin, etc., favorables à la théorie opposée, n'étaient, paraît-il, pas inconnues. Il termine en disant que si, avec les moyens ordinaires d'injection, la quantité de liquide ne dépasse pas habituellement 500 à 1000 grammes, c'est parce que les lavements, pénétrant dans le rectum, atteignent difficilement l'S iliaque.

Dans une étude sur l'anatomie de la valvule iléo-cæcale, O. Kraus (de Carlsbad) (2) cite, entre autres, l'opinion de deux auteurs que nous n'avons pas eu l'occasion de mentionner : dès 1586, Archangelus Piccolomini (3) admettait que non seulement l'eau injectée par le rectum, mais aussi l'air insufflé ne pouvaient pas pénétrer dans l'iléon et que l'intestin se romprait avant que la valvule cédât.

Plus près de nous, dit-il, le célèbre physiologiste parisien Milne-Edwards (4) estime que le repli qui établit la ligne de démarcation entre l'intestin grêle et le gros intestin remplit les fonctions d'une soupape qui s'abaisse pour laisser descendre les matières en mouvement dans le tube alimentaire, mais s'oppose à leur retour dans l'intestin grêle. Il n'ajoute pas, dans son exposé, s'il considère la valvule comme hermétiquement fermée aux gaz.

Dans les conclusions de son travail, Kraus (2) admet que la valvule d'un adulte est normalement apte à la fermeture, et qu'il faut, pour que l'insuffisance ait lieu, « que l'invagination de l'iléon dans le gros intestin disparaisse en partie par

(1) Graaf (Regnier de), *Tract. de clysteribus*, etc. La Haye, 1668.
(2) Kraus, *Archiv für klinische Chirurgie*, 1892, p. 410 et suiv.
(3) Arch. Piccolomini, *Anatomiæ prælectiones*, 1586. Lect. XI.
(4) Milne-Edwards, *Physiologie*, 1857, t. VI, p. 391.

suite de la rupture des attaches fibreuses fixées au bord antéro-supérieur de l'iléon au niveau de son embouchure dans le côlon. »

Pour M. le professeur Mathias Duval (1) les résidus alimentaires arrivés dans le cæcum ne peuvent pas refluer dans l'iléon.

L. Testut (2) considère la valvule comme le régulateur du cours des substances solides, liquides et gazeuses dans la traversée iléo-cæcale, et regarde comme impossible le retour en arrière de ces mêmes substances.

M. A. Mathieu (3) admet que dans l'occlusion intestinale les grandes injections « côliques » peuvent seules être suivies d'effet. Il dit ailleurs, à propos de l'antisepsie intestinale, que le lavage n'est réalisable que pour le gros intestin, et il fait table rase des observations où l'on a « prétendu » que l'extrémité inférieure de l'intestin grêle avait été atteinte.

Qu'avons-nous à opposer à ces faits négatifs? D'autres, diamétralement opposés, et non moins nombreux.

Les observateurs n'ont pas attendu la découverte de Varole pour rechercher à quelle hauteur du tube intestinal peuvent pénétrer les liquides injectés par l'anus.

Déjà Galien (4) avait parlé de « clystères » ayant pénétré si haut qu'ils avaient été rejetés par le vomissement. D'autres, après lui, ont eu sous les yeux des exemples analogues. Il ne nous a pas été possible de remonter aux sources, mais, pour citer les auteurs en question, nous nous en rapporterons plus bas à la mention de savants dignes de foi.

(1) Mathias Duval, *Cours de physiologie*, 1892, p. 381.
(2) L. Testut, *Traité d'anatomie humaine*, 1893, t. III, p. 542.
(3) A. Mathieu, *Thérapeutique des maladies de l'estomac et de l'intestin*, 1893, p. 287 et 290.
(4) Galien, *De causis sympt.*, lib. III.

En 1834, Antonio Bonati (1) rapporte un cas de guérison d'un iléus par des moyens mécaniques. L'importance de ce document, sur lequel beaucoup de ses successeurs ont attiré l'attention, nous a paru telle que nous le citerons *in extenso* (Obs. I). Nous n'avons pas à infirmer ou à confirmer le diagnostic de l'affection dont le malade était atteint. Nous plaçant uniquement au point de vue historique, nous ne voulons retenir qu'une chose : une décoction de son introduite dans le rectum a franchi l'orifice iléo-cæcal, puisque le liquide injecté a été rendu dans des efforts de vomissement. Bonati faisait-il une forte ou une faible pression? C'est plus que nous ne pourrions affirmer, les détails manquant sur ce point. En tout cas, il employait une quantité notable de liquide puisqu'il dit avoir fait passer trois grandes bouteilles de la décoction de son. Nous verrons, au *Manuel opératoire des lavages complets de l'intestin*, que cela n'est pas sans importance.

Dans la discussion qui suit son observation, Bonati (2) attribue le succès obtenu à l'administration du mercure qui « aura entr'ouvert la valvule de Bauhin, et, réveillant le mouvement antipéristaltique de l'intestin, aura fait franchir au lavement cette issue désormais libre ». Il dit aussi que l'absence de vomissements avant l'ingestion du mercure prouve que, jusqu'à ce moment, la décoction de son n'avait pas dépassé le gros intestin. Nous n'oserions pas être aussi affirmatif, la présence de liquide dans l'intestin grêle n'impliquant pas forcément une tendance à l'expulsion par les voies digestives supérieures.

Bonati nous apprend encore que Richerand, Sabatier,

(1) Antonio Bonati, *Annali universali di medicina*, oct. et nov. 1834.
(2) Traduction in *Gazette médicale de Paris*, 1835, nº 1.

Borsieri ont admis que, dans certains cas, la résistance de la valvule pouvait être évidemment surmontée.

Nous lui empruntons encore le récit des expériences entreprises par De Haën, Hales, Widemar et Paletta.

De Haën, paraît-il, a donné la description d'un instrument propre à réduire l'iléus dans les cas les plus désespérés et raconte les essais qu'il a faits sur des chiens. Nous mentionnerons brièvement ces essais, car nous ne nous croyons pas autorisé à assimiler ce qui se passe dans l'intestin de l'homme à ce qui a lieu dans l'intestin du chien. Cette restriction faite, exposons impartialement les résultats obtenus par De Haën : « Chez quelques chiens, l'eau tiède injectée dans le rectum, au moyen des mouvements successifs de son appareil, était rejetée par la gueule jusqu'à la distance de trois pieds ; chez l'un d'eux même, le liquide entraîna une portion de tænia par la même voie. Les chiens, remis en liberté après l'expérience, vomissaient encore quelque peu et revenaient ensuite à un état de santé complet avec leur gaieté accoutumée et seulement un appétit vorace. »

Hales (1) rapporte un exemple encore plus remarquable : « En versant de l'eau chaude dans le rectum d'un chien maintenu verticalement suspendu, il vit le liquide franchir peu à peu la valvule iléo-cæcale, et d'un intestin à l'autre arriver jusqu'au pylore. »

Enfin, comme pour écarter toute idée de danger, Paletta écrit : « La valvule peut être vaincue dans la plus grande partie des cas, comme l'ont démontré les injections faites sur le vivant et sur le cadavre par De Haën, par Widemar et par moi ; et, dans aucune de ces expériences on n'a vu les intes-

(1) Hales, *Hémostatique*, cap. 25.

tins remplis et distendus de manière à offrir quelque danger de rupture. »

Malgaigne (1) ne craint pas d'apporter à ces expériences l'appoint de son autorité. Il s'exprime ainsi : « Il importe de savoir que, de même que le pylore, la valvule iléo-cæcale peut laisser remonter les matières fécales et tous les liquides qu'on pousse par l'anus... C'est en vertu des résultats obtenus qu'on a proposé de pousser par le rectum des injections abondantes pour détruire certains volvulus, dans lesquels le bout supérieur de l'intestin se trouve engagé dans le bout inférieur... Ce procédé ne présente rien que de rationnel... Il faut cependant reconnaître que chez certains sujets la valvule résiste davantage. »

Se plaçant exclusivement au point de vue physiologique, J. Cruveilhier (2) émet la même opinion, en ce qui concerne les liquides, quand il écrit : « Il résulte d'une foule d'expériences que j'ai faites à cet égard que l'eau injectée du gros intestin vers la valvule triomphe le plus souvent, mais avec plus ou moins de facilité suivant les sujets, de la résistance opposée par cette valvule. »

En 1852, Rilliet (3), dans un *Mémoire sur l'invagination chez les enfants*, émet l'opinion suivante : « On a aussi conseillé l'injection forcée de l'eau dans l'intestin au moyen d'un instrument particulier auquel on a donné le nom d'*hydroballe*. Nous pensons qu'une douche ascendante puissante doit être mise en usage dans le cas où l'insufflation employée avec

(1) Malgaigne, *Traité d'anatomie chirurgicale et de chirurgie expérimentale*, 1838, t. II, p. 207 et 208.

(2) J. Cruveilhier, *Traité d'anatomie descriptive*, 3e édit., 1852, t. III, p. 352.

(3) In *Gazette des hôpitaux*, 1852, n° 23. — *Traité des maladies des enfants*, t. I, p. 820.

succès par le Dr Wood (1), et le Dr Mittchell (2) n'aurait pas réussi. Nous avons essayé sur le cadavre d'un jeune enfant d'injecter de l'eau au moyen d'une seringue à courant continu, et nous sommes arrivés très facilement à remplir tout le gros intestin et *même à franchir la valvule.* »

Un an plus tard, Béraud (3) écrit en ces termes : « S'il est avéré que le reflux des matières un peu consistantes, comme les fèces, est impossible, il est avéré aussi que les liquides et les gaz peuvent passer du gros intestin dans l'intestin grêle. Cette conclusion se trouve en harmonie avec la pathologie. On trouve, en effet, des cas, et un entre autres dans les *Archives de médecine*, où un malade a rendu par la bouche le liquide qu'il venait de prendre par un lavement. »

En 1865, le Dr Trabuc (de Marseille) (4) a publié un exemple très instructif de lavements rendus par la bouche et de volvulus nerveux dû aux contractions antipéristaltiques de l'intestin. On le trouvera plus loin (Obs. II).

Peu de temps après, Ch. Isnard (5) publie un travail très intéressant sur les *Injections forcées dans l'occlusion intestinale*, et, dans un historique très complet, relève les noms des auteurs qui se sont occupés de la question. Nombre de ces derniers ont été déjà cités par nous; contentons-nous de mentionner ceux qui n'ont pas encore figuré ici :

« Adelon, Jourdan et Monfalcon (6) admettent le rejet, par les vomissements, des liquides et des solides, des lavements et

(1) Wood (J). *The American Journal*, 1836, n° 30. — *Arch. gén. de méd.*, 2e série, t. XII, oct. 1846, p. 210.

(2) Mittchell, *The Lancet*, mars 1836. — *Gaz. méd. de Paris*, 7 avril 1838.

(3) Béraud, *Manuel de physiologie*. Paris 1853, p. 187.

(4) In *Actes du Comité médical des Bouches-du-Rhône*, 1865, p. 515.

(5) Ch. Isnard, in *Gazette médicale de Paris*, 1866, p. 777 et suiv.

(6) *Dict. des sciences méd.* en 60 volumes, t. XXIII, art : ILÉO-CÆCAL, p. 510, et ILÉUS, p. 546; t. XXV, art. INTESTIN, p. 555. Paris, 1818.

des matières fécales; ils s'appuient sur les expériences et les faits pathologiques rapportés par Barthez (1), Schwartz, Brünner, Van Swieten, Morgagni et les auteurs qui ont écrit sur l'iléus.

« ...Dans son *Manuel médico-chirurgical*, Authenac (2) partage les mêmes opinions et croit aussi au vomissement des liquides injectés par le rectum. »

« ... Pour le Dr Bosia, on ne saurait mettre en doute le passage, au-dessus de la valvule, de l'air insufflé et des lavements forcés. Entre autres faits invoqués à l'appui de son opinion, il cite une observation de hernie ombilicale très volumineuse réduite par les grands lavements d'eau froide. Dans ce cas, une portion plus ou moins notable de l'intestin grêle faisait évidemment partie de la tumeur, car le gros intestin presque tout entier aurait à peine suffi à produire le volume énorme qu'avait la hernie. Il faut donc supposer, ajoute le Dr Bosia, que la valvule a laissé passer une quantité suffisante de liquide pour dilater l'intestin et lever l'obstacle. »

Isnard a voulu apporter une part de recherches personnelles dans cette question si controversée, du degré de résistance de la valvule iléo-cæcale. « A cet effet, il a entrepris sur le cadavre une série d'expériences qui ont été conduites avec toute l'attention et toute l'impartialité possibles, et qui ne manquent pas d'intérêt dans le débat actuel. Il a expérimenté ur deux cadavres, un homme de trente-cinq ans et une femme de vingt-trois ans, ayant succombé l'un et l'autre à des maladies aiguës, après un court séjour à l'hôpital. Les deux sujets,

(1) Barthez, *Nouvelles observ. sur les coliques iliaques*, etc., dans les *Mém. de la Soc. méd. d'émulation*, an VIII, t. III, p. 401; et dans le *Mém. sur les fluxions*, Montpellier, 181[illegible].

(2) 2e édition. Paris, 18[illegible]9, t. I, art. ILÉUS, p. 541.

fortement musclés, avec toutes les apparences de la vigueur, étaient dans un état de fraîcheur parfaite ; leurs intestins n'offraient aucune trace d'altération pathologique ou cadavérique. Ces expériences, commencées sur l'homme, puis contrôlées sur la femme ont été variées de mille manières. Isnard a donné au courant d'eau introduit par le rectum une impulsion graduée, d'abord faible et peu à peu très vigoureuse ; dans le principe, il l'a réduit aux simples dimensions du jet fourni par un irrigateur ordinaire ; le but de cette manœuvre était d'étudier attentivement toutes les modifications survenues dans l'intestin, et de ménager le plus longtemps possible sa structure et celle de la valvule. Il a donné au gros intestin une position tantôt horizontale, tantôt verticale. Il l'a suspendu par le rectum et a versé de l'eau dans sa cavité, il l'a rempli à des hauteurs différentes pour juger la pression de chaque colonne liquide sur la valvule et pour répéter ainsi l'expérience de M. Sappey ; or, dans tous ces cas, sauf quelques différences, les résultats définitifs ont été les mêmes sur l'un et sur l'autre de ces cadavres.

« Sur l'homme, la résistance de la valvule a été facilement et rapidement vaincue. Il a suffi d'un courant modéré, d'une dilatation médiocre du gros intestin, d'une faible pression sur la valvule, d'une colonne verticale d'eau ayant à peine 15 ou 20 centimètres de hauteur. Le passage du liquide dans l'intestin grêle était accéléré quand on augmentait la dilatation du gros intestin, ou la hauteur de la colonne. Mais le reflux n'était pas proportionné à la pression ; il était relativement beaucoup plus faible et n'acquérait jamais une grande intensité. Cependant, malgré la lenteur de sa marche, il avait encore assez de force pour dilater l'intestin grêle et déplisser ses circonvolutions ou ses intrications diverses, surtout si elles étaient peu compliquées.

« ... Sur le second cadavre, les mêmes expériences ont donné des résultats semblables; seulement la valvule a opposé une résistance un peu plus difficile à vaincre, le passage de l'eau dans l'iléon s'est toujours opéré avec plus de lenteur, il a nécessité une dilatation plus grande du gros intestin, ou bien la pression d'une colonne liquide haute de 50 à 60 centimètres. »

Dans sa thèse inaugurale, soutenue en 1867, E. Colson(1) nous apporte quelques détails historiques. Son style n'est pas exempt d'un certain scepticisme, d'ailleurs légitime, quand on réfléchit au défaut de précision des documents qu'il nous signale. Lui-même finit par conclure « qu'à moins de cas exceptionnels, anatomiques ou pathologiques, la valvule iléo-cæcale forme véritablement la *barrière des apothicaires*, suivant l'ancienne expression ». C'est à titre de curiosité historique que nous extrayons les passages suivants :

« Au sujet des lavements que des malades ont, dit-on, rendus par la bouche, il y a bon nombre d'observations dans les *Éphémérides des curieux de la nature*, et dans d'autres recueils. Quand ce fait se produisait, dit Clauderus, le médecin craignait pour le patient une colique dite *miserere*, car on supposait la valvule iléo-cæcale rompue.

« ... Rommelius cite une dame qui rendit presque immédiatement un lavement huileux qu'elle venait de prendre.

« On parle d'un enfant qui, étant affecté d'une dysenterie, reçut un lavement de lait où l'on avait fait infuser du bouillon blanc et des roses rouges. Le lendemain il prit un lavement

(1) E. Colson, *De la méthode intestinale*. Thèse de doctorat. Paris, 1867.

semblable, mais il le rejeta par la bouche un quart d'heure après.

« Enfin, un dernier cas de même nature est celui d'un homme de trente ans qui, après avoir pris un lavement, sentait distinctement à la bouche l'odeur et le goût des drogues qui y étaient entrées. »

D'après Brochin (1), le Dr Hall, voulant savoir à quoi s'en tenir sur cette question de physiologie et de thérapeutique, entreprit une série d'expériences propres à déterminer la hauteur à laquelle peuvent parvenir dans le tube digestif les injections pratiquées par l'anus.

Dans une première expérience faite sur le cadavre, il put injecter facilement, au moyen de la seringue de Read (seringue à double canule et à deux soupapes) cinq ou six pintes d'eau mucilagineuse, qui remplirent complètement le gros intestin. *Le liquide avait même franchi la valvule iléo-cæcale.*

Dans une autre expérience sur le cadavre, huit pintes d'eau furent injectées sans difficultés : le liquide parcourut toute la longueur des intestins et remplit même une portion de l'estomac; une incision cruciale des parois abdominales avait permis de suivre rigoureusement, à travers les parois intestinales, la marche du liquide.

Le Dr Greslou (2) admet aussi le reflux des injections forcées à travers la valvule et lui attribue des succès remportés dans des cas d'iléus.

Alfred Luton (3), dans son article sur l'Occlusion intestinale, regrette de n'avoir pas le loisir de rapporter tout au long

(1) Brochin, in *Dict. Dechambre*, 1869, art. Lavements, p. 63.
(2) G. Greslou, *Des injections forcées dans les occlusions intestinales.* Thèse de doctorat. Paris, 1873.
(3) Alfred Luton, in *Dictionnaire Jaccoud*, t. XIX, p. 318, 1874.

des faits curieux renfermés dans les recueils d'observations. Il veut parler des cas où l'on a vu « le contenu du gros intestin, le liquide d'un lavement, franchir, en la forçant, la valvule iléo-cæcale et être rejetés par l'acte du vomissement : c'est ce qui a été surtout signalé dans l'iléus nerveux ; en effet, il faut supposer pour cela qu'il n'y ait pas d'obstacle absolu au mouvement rétrograde du contenu intestinal ».

A propos d'un cas de guérison d'intussusception probable chez un enfant de sept mois, à l'aide des injections forcées combinées avec l'inversion du corps (il s'agissait d'ailleurs d'une invagination siégeant sur le gros intestin, aussi n'insisterons-nous pas) M. Waren Tay (1) nous apprend incidemment qu'un docteur américain, M. Batten, a récemment établi que le liquide injecté par l'anus « peut s'infiltrer lentement à travers la valvule iléo-cæcale tout le long de l'intestin grêle, jusque dans l'estomac et jusque dans la bouche ».

Nous relevons dans l'*Anatomie topographique* de Hyrtl (2) le passage suivant : « Les Français appellent, en plaisantant, la valvule de Bauhin « barrière des apothicaires » parce qu'ils sont d'avis que la valvule s'oppose au retour du contenu du gros intestin dans l'intestin grêle. Ce qui se passe dans l'iléus démontre l'inexactitude de ce jugement. Dans le cas d'extension considérable du cæcum, la valvule de Bauhin est et doit être insuffisante. »

Dans l'exposé qui précède nous avons, autant que possible suivi l'ordre chronologique des faits. C'est avec intention que nous nous sommes gardé de parler d'une méthode à laquelle Cantani a donné, en Italie, le nom d'entéroclyse. Cette

(1) *The Lancet*, 1876, t. I, p. 13.
(2) Hyrtl, *Topogr. anat.*, 1882.

méthode, qui a embrassé la période des vingt dernières années, a fait surgir nombre de considérations intéressantes qu'une étude spéciale, réservée pour un prochain chapitre, mettra mieux en relief. Nous signalerons, au même moment, les auteurs qui ont eu recours au procédé du professeur italien. Nous verrons que ce dernier n'a pas eu seulement en vue le traitement de l'occlusion intestinale. Insensiblement, nous serons amené à attirer l'attention sur les recherches modernes auxquelles ont donné lieu les grands lavages de l'intestin.

Après cette parenthèse, nous nous croyons autorisé à continuer de mentionner les points observés dans l'ordre de leur apparition.

En 1885, M. Ch. Debierre (1) s'est livré, dans le laboratoire de la Faculté de Lyon, à de nombreux essais, qui ont porté sur l'insufflation d'air dans le gros intestin et sur les injections d'eau dans le rectum. En ce qui concerne ces dernières (les seules qui nous intéressent ici) les résultats expérimentaux peuvent être classés sous deux chefs : tantôt le liquide a passé; tantôt la valvule lui a opposé une résistance invincible. M. Debierre a voulu savoir quelle était la cause de ce phénomène. Pour lui, la disposition anatomique doit être seule incriminée, et la conclusion suivante s'impose : « La valvule iléo-cæcale est infranchissable lorsque ses deux valves sont égales ou lorsque la valve inférieure est plus longue ; elle est insuffisante quand la lèvre inférieure est inscrite dans un cercle plus petit que celui de la lèvre supérieure. »

Nos expériences personnelles, relatées à la fin de ce travail, nous ont fait adopter l'idée que la faible pression à employer

(1) Ch. Debierre, *Lyon médical*, 8 novembre 1885, n° 45.

était, pour assurer la réussite, un facteur important, sur lequel nous aurons à nous appesantir. Mais la raison invoquée par M. Debierre ne nous a jamais frappé. Au chapitre *Anatomie* nous n'avons même pas craint de dire que, sur les pièces fraîches, les valves forment une saillie si minime et si factice que leur mensuration nous paraît illusoire. Nous nous rallierions plus volontiers aux causes que M. Debierre qualifie d' « accessoires » et dont les principales se tirent des « brides péritonéales, des appendices graisseux et spécialement des replis séreux qui unissent l'intestin grêle au cæcum. » Tel est le point de vue purement anatomique. Ce qu'il faut retenir, au point de vue de l'utilité d'une intervention, c'est que la valvule n'est pas toujours infranchissable et que, comme le dit M. Debierre lui-même « on court la chance d'avoir affaire à une valvule insuffisante ».

Citons pour mémoire l'opinion de Lenhartz (1) qui dit avoir guéri deux sujets atteints d'occlusion intestinale aiguë en injectant dans l'intestin jusqu'à trois et quatre litres de liquide. *Il admet* que le liquide a dépassé la valvule de Bauhin et a pénétré dans l'iléon, où siégeait l'obstacle.

Pour Eichhorst (2) « une insuffisance relative de la valvule se produit quand le cæcum et l'iléon sont fortement remplis et dilatés par les gaz ».

Tout récemment encore, dans une séance du Collège médical de Vienne (29 janvier 1894), M. Oser, en ce qui concerne le traitement de l'occlusion intestinale, a beaucoup vanté les irrigations, qui n'ont pas seulement pour effet de

(1) Lenhartz, *Deutch. med. Woch.* 1887, p. 907, n° 42. *Traitement de l'occlusion intestinale aiguë.*

(2) Eichhorst. *Traité de pathologie interne et de thérapeutique*, 1889, p. 268, art. OCCLUSION INTESTINALE. Trad. du Dr Paul Le Gendre.

diluer les matières fécales, mais qui, dans certains cas, ont une action curative directe, grâce au déplacement des anses intestinales qu'elles provoquent. « Les irrigations peuvent, dit-il, nous éclairer parfois aussi sur le siège de l'occlusion. C'est ainsi que lorsqu'on réussit à introduire plusieurs litres de liquide dans l'intestin, on peut admettre que l'obstacle ne siège pas dans le côlon. »

Néanmoins, M. Oser n'admet pas que les irrigations franchissent la valvule de Bauhin (1).

La discussion sur le traitement de l'occlusion intestinale fut reprise au Collège médical de Vienne dans la séance du 12 février dernier.

M. Teleky (2) prit la parole au cours de cette réunion et fit remarquer que l'opinion de M. Oser était réfutée par une expérience de Nothnagel qui, à l'occasion d'une opération pratiquée dans un cas d'iléus, injecta dans l'intestin 350 grammes d'une solution de chlorure de sodium à 8 p. 100, colorée en rouge par du carmin. A l'autopsie du malade, on trouva du liquide rouge à une distance de 50 centimètres au delà de la valvule de Bauhin.

M. Hofmolk (2) dit avoir observé trois cas d'occlusion intestinale dans lesquels il a pu également se convaincre que les irrigations avaient franchi la valvule iléo-cæcale.

Entéroclyse de Cantani. — Nous n'aurions pas jugé utile de développer dans un chapitre spécial la méthode à laquelle son inventeur a donné le nom d'entéroclyse, si le savant professeur italien, en modifiant ses premiers essais, n'avait en quelque sorte permis de recourir à son procédé dans un nombre

(1) Lettres d'Autriche, in *Semaine médicale* du 14 février 1894, n° 10, p. 70.
(2) Lettres d'Autriche, in *Semaine médicale* du 21 février 1894, n° 11, p. 87.

bien plus considérable de cas que ceux visés précédemment, et s'il n'avait pas été conduit surtout à en tirer parti pour réaliser l'antisepsie intestinale d'une façon particulière, à l'aide des grands lavages.

Dans les premiers temps de sa découverte, Cantani (de Naples) (1) se proposait de traiter avec l'instrument qu'il appela l'*entéroclysme* les maladies nombreuses qui siègent principalement dans le côlon ou dans le cæcum. Cet instrument, que nous décrirons dans quelques instants, permettait aux irrigations rectales abondantes de pénétrer dans l'intestin beaucoup plus haut qu'avec les divers appareils employés jusqu'alors ; ces derniers, par suite de l'arrivée brusque du liquide, avaient l'inconvénient de dilater le côlon descendant à l'excès, sans bénéfice pour le reste du gros intestin trop éloigné pour recevoir le liquide qui lui était destiné.

Dès cette époque (1878) Cantani s'était aperçu que la valvule de Bauhin peut se laisser franchir par les liquides qui remontent vers l'iléon. Il dit en effet (1) : « Il est évident que grâce à l'entéroclysme, on peut parvenir chez certains individus (peut-être même est-il possible d'y arriver chez tous) à faire dépasser au liquide la valvule de Bauhin et à inonder l'intestin grêle lui-même. On ne saurait obtenir ce résultat avec aucun des anciens appareils, parce que le jet vient heurter violemment les parois du rectum ou se brise contre l'angle du côlon et ne peut pénétrer au delà, mais revient, au contraire, facilement en arrière et s'échappe par l'anus. En aucun cas, en admettant même qu'il arrive jusqu'à la valvule de Bauhin, il n'y arrive avec une pression suffisante pour triompher de la

(1) Cantani (Arnaldo), in *Il Morgagni*, avril 1878, p. 273 et suiv. *Des indications de l'entéroclysme dans les maladies de l'intestin.*

résistance de l'obstacle et pour se répandre dans l'iléon. Il en est tout autrement avec l'entéroclysme, à condition que le liquide soit versé d'assez haut et en assez grande quantité pour que la pression, en dilatant uniformément tout le côlon et tout le cæcum, assure l'ouverture de la valvule de Bauhin. Le liquide chemine alors dans l'intestin grêle et s'élève à une hauteur proportionnelle à la pression employée. Je ne doute pas que cinq ou six litres de liquide (et jusqu'à sept ou huit, selon les circonstances) puissent, au moyen de ce procédé, inonder tout l'intestin grêle jusqu'au pylore, quand il n'existe aucun obstacle mécanique déterminant une occlusion intestinale. En outre, le liquide se répandant sans aucune violence en dilatant simplement le tube intestinal par le fait de la pression, il en résulte que l'entéroclysme réalise une condition favorable qui permet de le substituer, dans beaucoup de cas, à d'autres appareils qui ne pourraient être tolérés à cause de la douleur occasionnée par le choc violent du liquide. »

L'entéroclysme se compose simplement d'un réservoir capable de contenir environ deux litres de liquide (davantage dans des circonstances particulières) et qu'on peut élever à des hauteurs variables. Un tube en caoutchouc, long de 3 ou 4 mètres est adapté à la paroi inférieure du réservoir et se termine par une canule de caoutchouc vulcanisé qui mesure 25 à 30 centimètres environ. Un robinet placé sur le trajet du tube permet de régler le courant liquide. Pour se servir de cet appareil très simple, il suffit de fixer le récipient à une certaine hauteur. Sans le secours d'aucun aide le malade peut faire pénétrer la canule dans le rectum. Il se couchera sur le dos, ou sur le côté. D'après Cantani, la meilleure position, quand on se propose de faire pénétrer le liquide jusqu'à l'intestin grêle, est le décubitus latéral droit.

Le principe médicamenteux à injecter variera suivant les indications de la maladie à traiter. Le récipient sera suspendu plus ou moins haut selon le but à atteindre. La quantité de liquide, qui est le plus souvent de un ou deux litres, pourra être portée à trois, cinq, six litres et même davantage. Dans ces derniers cas, il ne sera pas nécessaire d'avoir un récipient d'une capacité équivalente; il suffira qu'un aide verse peu à peu le liquide dans le réservoir avec un seau ou une cruche quelconque.

Si Cantani réservait plus volontiers son procédé aux maladies du gros intestin sur lequel il voulait agir directement, il n'en est pas moins vrai que, dès 1878, la grande quantité de liquide qu'il avait pu injecter à plusieurs reprises par l'anus, lui faisait mettre en doute la fermeture hermétique de la valvule iléo-cæcale; l'intestin grêle n'était pas non plus inaccessible et le volvulus ou les invaginations dont il pouvait être le siège avaient quelque chance d'être guéris par les grandes irrigations rectales.

L'année suivante (1879) le professeur napolitain eut l'occasion d'observer deux cas de vomissement d'huile à la suite d'injections par l'anus au moyen de l'entéroclysme (1). Nous les rapportons plus bas (Obs. III et IV). Il en conclut qu'un liquide injecté au moyen de l'entéroclysme peut véritablement dépasser la valvule de Bauhin, pour arriver non seulement dans l'intestin grêle, mais encore dans l'estomac et même être rendu par la bouche. Il s'appuie aussi sur l'opinion

(1) *Il Morgagni*, avril 1879, p. 241 et suiv.; et Muselli, in *Journal de médecine de Bordeaux*, 16 septembre 1883, p. 73, et 23 septembre 1883.

identique de Hyrtl, que nous avons mentionnée plus haut, et il ajoute que si lui-même a pu obtenir un semblable résultat en injectant seulement deux litres de liquide, la réussite sera d'autant mieux assurée avec quatre, cinq ou six litres.

Ces considérations l'amènent peu à peu à généraliser la méthode dont il est l'auteur et qu'il recommande alors dans les diverses affections où l'alimentation est impossible par les voies supérieures (1). C'est ainsi qu'il préconise les grands lavements nutritifs de deux et trois litres dans plusieurs maladies, entre autres : le trismus, les rétrécissements et les ulcérations de l'œsophage, le cancer et l'ulcère perforant de l'estomac.

C'est dans la même communication qu'il proclame l'utilité de ce traitement pour réaliser l'antisepsie intestinale, pour combattre la dysenterie et le choléra. Nous le voyons même proposer d'introduire par la voie rectale les médicaments vermifuges.

Depuis lors, il n'a pas cessé d'expérimenter dans ce sens et, à la suite des épidémies de choléra qui se sont succédé depuis sa découverte, il a fait part, à plusieurs reprises, au monde savant des résultats qu'il avait obtenus. Il déclare par exemple (2) que, pendant l'épidémie qui sévit à Naples, en 1884, il est parvenu à arrêter la diarrhée chez des cholériques, souvent avec une seule injection faite de la manière qui vient d'être indiquée. D'autres fois, le résultat désiré n'a été atteint qu'après plusieurs irrigations. La solution employée était la solution d'acide tannique chaude, à 0,5 ou 1 p. 100.

(1) *Il Morgagni*, avril 1879, p. 216. *Deux nouvelles indications de l'entéroclysme.*
(2) *Il Morgagni*, 1885, p. 332.

En 1886, à l'Assemblée des naturalistes et médecins allemands, tenue à Berlin le 23 septembre, Cantani fait, sur la toxicité des bacilles cholériques, une nouvelle communication qui justifie pour lui le traitement qu'il a adopté et qu'il fait précéder des considérations suivantes (1) : « L'état poisseux du sang est insuffisant pour expliquer la cause de la gravité du choléra. Il faut admettre une véritable intoxication chez les individus qui meurent du choléra sec ou d'un collapsus rapide, et chez lesquels on constate à l'autopsie que le sang n'est pas très épais. Le poison peut provenir soit des ptomaïnes, soit de la sécrétion des bacilles de Koch, ou bien de la toxicité de ces mêmes bacilles.

« D'après les expériences que j'ai faites sur des chiens, je crois devoir admettre cette dernière hypothèse : Des cultures pures de bacilles dans du bouillon de peptone, stérilisées par l'échauffement à 100° C., et ne contenant, par conséquent, que des bacilles morts, ont produit, par leur injection dans le péritoine, les symptômes d'une intoxication cholérique. Des injections de contrôle, faites simplement avec du bouillon, furent sans influence sur les animaux témoins. Qui plus est, l'injection de bouillon contenant des bacilles vivants ne produisit pas toujours les symptômes du choléra.

« Il résulte de là, comme le plus vraisemblable, que les bacilles cholériques morts amènent, après leur résorption, une intoxication de l'organisme analogue à celle qu'on observe, par exemple, après l'ingestion de champignons vénéneux.

« Quoi qu'il en soit, il est constaté que l'absorption de ce poison est en rapport direct avec le nombre des bacilles du choléra.

(1) *Semaine médicale*, 13 octobre 1886, p. 405 ; *Berliner klinische Wochenschrift*, 11 oct. 1886, p. 712.

« Voici les indications thérapeutiques que ce fait me semble indiquer : 1° diminuer autant que possible le nombre des bacilles dans les intestins ; 2° accélérer l'excrétion du poison résorbé. Les *infusions chaudes d'acide tannique dans les intestins* répondent à la première indication, et l'injection sous-cutanée d'une solution de chlorure de sodium faite dans l'abdomen diminue l'épaississement du sang, et accélère la sécrétion de l'urine, qui, du reste, est augmentée aussi par les *infusions chaudes dans l'intestin.* »

En 1890, au Neuvième Congrès de médecine interne tenu à Vienne (1), Cantani, dans la séance du 17 avril, fait le procès de l'antisepsie intestinale par la voie buccale. Il reconnait que c'est en France que cette dernière méthode a été inaugurée par M. le professeur Bouchard, mais il juge trop sévèrement, à notre avis, les résultats obtenus, à tel point que nous lui laissons toute la responsabilité de son assertion. Nous sommes aussi réservé en ce qui concerne l'intervention au moins imprudente de l'entéroclyse dans les cas de fièvre typhoïde. Cela posé, donnons un aperçu de sa manière de voir :

« L'antisepsie intestinale, nous dit-il, doit avoir pour but de combattre les effets imputables à la présence des bactéries et des ptomaïnes. Mais, en pratique, on ne peut guère prétendre tuer toujours les microbes ; on doit se contenter souvent d'entraver leur développement en les plaçant dans des conditions défavorables.

« Le calomel convient, à cet égard, dans les cas d'infections aiguës, mais son usage ne saurait être prolongé. La méthode

(1) *Semaine médicale*, n° 19, 30 avril 1890, p. 155 ; *Médecine moderne*, n° 19, 1er mai 1890, p. 369.

inaugurée par Bouchard qui, chez les typhiques, a fait ingérer par la voie buccale le charbon (plutôt désodorisant que désinfectant) mélangé d'iodoforme, ou le naphtol à haute dose, ou encore l'acide salicylique, a l'inconvénient de n'introduire dans l'intestin que des produits peu solubles, n'agissant guère que sur le contenu de l'intestin et non sur les tissus mêmes de la muqueuse. Ces substances, qui n'arrivent pas au contact de l'agent infectieux, et qui ne peuvent être ingérées qu'à des doses relativement faibles, d'ailleurs en partie déjà absorbées durant leur séjour dans l'estomac, ont donc surtout pour effet de diminuer les processus de décomposition du contenu intestinal.

« L'entéroclyse, qui fournit un moyen d'agir plus directement sur l'infection intestinale, permet en même temps l'absorption des substances antiseptiques, tout en évitant la production des troubles gastriques que ces mêmes substances provoqueraient si elles étaient administrées par la voie buccale.

« L'huile injectée dans le gros intestin provoque des contractions antipéristaltiques qui permettent l'ascension du liquide dans l'intestin grêle, et se propagent parfois jusqu'à l'estomac, à travers le pylore; tel est le mécanisme à l'aide duquel on doit expliquer les vomissements survenus quelquefois après l'injection de liquides dans le gros intestin. Mais, dans les conditions habituelles, l'entéroclyse a pour avantage, même indépendamment de toute action microbicide, de facciliter l'évacuation des leucomaïnes et des ptomaïnes formées dans le tube digestif. D'ailleurs, j'ai reconnu à l'huile pure une action antiseptique réelle.

« J'ai expérimenté de cette façon les astringents et les

antiseptiques (acide borique, acide phénique, sublimé, etc.), et j'en ai obtenu d'assez bons résultats. Toutefois, l'action du sublimé est en grande partie annihilée ; ce produit a l'inconvénient de se combiner souvent aux albumines de l'intestin, et il se forme ainsi des précipités d'albuminate de mercure absolument insolubles. L'agent qui m'a paru le plus efficace est le tannin, qui présente le double avantage de paralyser les bactéries et de neutraliser les ptomaïnes. En solution à 1 p. 100, le tannin (qu'on peut injecter à doses considérables) tue le bacille du choléra ; d'autre part, l'injection intrapéritonéale d'une culture préalablement stérilisée qui, chez le chien, produit des accidents analogues à ceux du choléra, ne les produit plus lorsqu'elle a été additionnée d'une solution de tannin à 0,6 p. 100. C'est vraisemblablement en raison de la formation des tannates que se produit cette atténuation dans l'activité des ptomaïnes. Aussi, lorsqu'on ne peut plus espérer atteindre et détruire les microbes installés dans les glandes folliculeuses, on peut encore compter sur une action efficace du tannin à l'égard des ptomaïnes. Celles-ci se comportent probablement comme les alcaloïdes végétaux qui, sauf de rares exceptions, comme la strychnine, perdent leur toxicité en passant à l'état de tannates. Il est bon de noter enfin que, pendant son séjour plus ou moins prolongé dans l'intestin, l'acide tannique y exerce une action astringente très utile.

« Ce mode de traitement qui, dans la dysenterie, exerce une influence très utile sur les surfaces ulcérées, restreint en même temps les déperditions aqueuses ; il réussit très rapidement, souvent dès la troisième injection, à diminuer, dans la fièvre typhoïde, le météorisme et la diarrhée, et même à donner parfois à la maladie, lorsqu'on intervient ainsi au début, une forme abortive. Que l'on adjoigne ou non au tannin la quinine ou l'acide phénique, c'est, dans tous les cas, sur la résistance des tissus, et plus encore sur la nocivité des microbes et de leurs ptomaïnes, qu'on agit directement au moyen de l'entéroclyse.

« Dans les cas de localisation ab-intestinale de la maladie, l'injection tannique n'a plus une action aussi directe ; mais elle est utile encore en raison de l'effet astringent du tannin, qui prévient le météorisme et empêche l'affaiblissement du malade de se produire.

« Dans les cas où des circonstances, d'ailleurs très variables, ne permettraient pas de recourir à l'entéroclyse, et dans *les cas, à mon avis tout à fait exceptionnels, où l'injection ne parviendrait pas jusque dans l'intestin grêle*, il faudrait essayer d'obtenir l'antisepsie intestinale par la voie buccale, et prescrire alors la naphtaline plutôt que le charbon ou l'iodoforme. Quant au salicylate de soude, sa valeur antiseptique n'a pas encore été suffisamment prouvée. »

La même année, le professeur italien nous donne encore quelques détails sur sa méthode, qu'il dit avoir employée principalement dans le typhus exanthématique et dans la fièvre typhoïde (1). « Le malade prend, dans les vingt-quatre heures, plusieurs litres d'eau glacée, et on lui administre deux lavements, de deux litres chacun, et à la température de 11°.

« Le premier moyen est réservé de préférence aux cas de typhus; le second, aux cas de fièvre typhoïde. Les boissons

(1) *Berlin. klin. Wochenschrift*, août 1890, n° 31, p. 700; *Gazette hebd. de méd. et de chir.*, 18 oct. 1890, n° 42, p. 501 ; *Semaine médicale*, n° 37, 20 août 1890, p. 146 des *Annexes*.

s'éliminent par les urines à la température du corps; les lavements sont rendus à 37°, 38°, et la soustraction de chaleur qui en résulte est très favorable. Il y a polyurie, complément d'action émonctoriale par les reins, absence de météorisme; on note parfois un peu de frissonnement après le lavement, mais tout à fait passager et sans danger. La température axillaire s'abaisse de 6 à 8 dixièmes de degré et reste ainsi deux à trois heures ou davantage. Ces moyens n'empêchent pas l'application des autres méthodes de réfrigération. On peut compléter l'effet utile en donnant des lavements désinfectants; on ajoute, par exemple, à chaque lavement de deux litres, 3 à 10 grammes de tannin, 10 à 50 centigrammes d'acide phénique cristallisé, et 1 à 2 grammes de chlorhydrate de quinine. »

Une revue du même auteur (1), parue en 1892, ne fait en somme que confirmer ce qui avait été dit antérieurement de la méthode pour le traitement du choléra.

En Italie, Nicola de Dominicis (de Nola) (2), Gaetano Paolucci (3), Berardino Perli (4), Silvio Pera de Recanati (5) ont eu recours à l'entéroclyse dans des cas divers, et Gentile Casimiro (6) n'a fait que résumer leur opinion lorsqu'il a écrit que du liquide injecté par la méthode de Cantani « dépasse la valvule de Bauhin et arrive même dans l'estomac, d'où il est expulsé par vomissement ».

En France, Muselli (7) a, le premier, attiré l'attention sur

(1) Cantani, *Berlin. klin. Woch*, 12 septembre 1892, n° 37, p. 913 et suiv. — *Traitement du choléra* (*Bulletin médical*, 14 septembre 1892, p. 1222).

(2) *Il Morgagni*, 1879, p. 241 et suiv.

(3) *Ibid.*, p. 254.

(4) *Ibid.*, p. 255.

(5) *Ibid.*, p. 256.

(6) *Ibid.*, 1883, p. 521.

(7) Muselli, in *Journal de médecine de Bordeaux*, 16 et 23 septembre 1883.

ces faits dans deux revues publiées en 1883, et c'est avec raison qu'il dit que « la grande généralité de notre presse a laissé passer sous silence l'invention du savant italien ».

Ch. Éloy (1) a écrit en 1885, dans un article sur les *Traitements du choléra*, que les lavements au tannin préconisés par Cantani avaient été employés à Naples avec quelques succès et que « ces lavements abondants constituaient une sorte de lavage intestinal ».

Pendant l'épidémie cholérique de 1892, le docteur Lesage, qui remplaçait M. le professeur Hayem dans son service de l'hôpital Saint-Antoine, a employé les grands lavages de l'intestin. Quatre de ses observations restées inédites, et suivies des réflexions de l'auteur, sont consignées à la fin de ce travail (Obs. VI, VII, VIII, IX). Les quantités de liquide injecté ont été telles (5, 6, 7 litres), que nous nous croyons autorisé à dire que le liquide s'est répandu dans l'intestin grêle. Mais la fréquence des vomissements chez les cholériques est si marquée, en dehors de toute médication, que l'attention de l'auteur n'a pas été tout d'abord spécialement attirée sur l'importance de ces vomissements comme signe révélateur de la pénétration du liquide dans l'estomac, et par conséquent de l'insuffisance de la valvule iléo-cæcale. Dans les recherches ultérieures on pourra, maintenant que ce signe a acquis une valeur, chercher à déceler la présence du médicament dans les matières vomies; la chimie viendra ainsi en aide à l'observation clinique qui permettait jusqu'ici de constater seulement un fait qu'on croyait banal chez les malades atteints de choléra.

(1) Ch. Éloy, in *Union médicale*, 1885, n° 8.

M. Bourcy (1), durant la même épidémie, a surtout traité ses cholériques par les grands lavages gastriques et intestinaux : ces derniers étaient faits avec le bock à injections et la sonde molle introduite dans l'intestin aussi haut que possible ; le liquide employé était l'eau récemment bouillie et la quantité injectée oscillait de deux à six litres. L'effet immédiat de ces lavages était un soulagement très marqué, et il a semblé à M. Bourcy que les cas de moyenne intensité étaient fort améliorés par ce procédé.

La même année, nous dit le docteur Effront (2), les lavements suivant la méthode de Cantani (3 à 6 grammes d'acide tannique, 50 grammes de gomme arabique, 2000 grammes d'eau distillée avec ou sans teinture d'opium), à la température de 40° C. ont donné de bons résultats au docteur Alexeief, qui soignait les cholériques à l'hôpital militaire de Tiflis (3). A Saint-Pétersbourg, dans les baraques du lazaret Rojdestwenski, le docteur Pouritz a donné en lavements à ses malades de sept à douze litres de liquide en trois à dix heures (4). Il insiste sur ce fait que, d'après ses nombreuses expériences, la quantité de deux à trois litres par jour, recommandée par Cantani, ne suffisait pas à améliorer d'une façon durable l'état du cholérique à la période asphyxique; par contre, des quantités de liquide plus considérables (triples et même quadruples) injectées dans des périodes plus courtes lui ont donné des résultats inattendus.

Citons maintenant les principaux passages d'un travail que

(1) Bourcy. *Soc. méd. des hôpitaux*, séance du 4 nov. 1892, in *Sem. médicale*, 1892, 9 novembre.

(2) Effront, *Le traitement du choléra en Russie*, in *Médecine scientifique*, avril 1893, p. 61.

(3) Alexeief, in *Wratch*, 1892, n° 37.

(4) *Wratch*, nos 43, 44, 45, 46, 1892.

le docteur A. de Genersich, professeur d'anatomie pathologique à la Faculté de médecine de Klausenbourg (Autriche-Hongrie) (1) a fait paraître sur le lavage du canal digestif qu'il appelle diaclysme :

« Lorsque, à travers une canule introduite hermétiquement dans l'œsophage d'un cadavre humain, on laisse couler l'eau d'un récipient situé à 1 mètre de hauteur, le liquide remplit rapidement l'estomac et l'intestin grêle, mais après que deux, trois ou cinq litres au maximum sont passés dans l'intestin, l'écoulement de l'eau s'arrête. On a beau augmenter la pression jusqu'à la production d'une rupture intestinale, le liquide ne pénètre pas d'habitude au delà de la partie inférieure de l'intestin grêle ; rarement il passe dans la portion initiale du côlon, et jamais il ne s'écoule par l'anus.

« Il en est tout autrement lorsque l'injection est poussée dans le rectum au moyen d'une canule introduite hermétiquement dans l'anus. Dans ces conditions, l'eau pénètre dans toute l'étendue du tube digestif sous une pression de 1 mètre et même de 70 à 80 centimètres. Trois litres suffisent chez l'homme adulte pour remplir le gros intestin. Au delà de trois litres, l'eau passe facilement à travers la valvule iléo-cæcale dans l'intestin grêle. Si l'on injecte plus de six litres, le liquide pénètre dans l'estomac. Au septième, huitième ou neuvième litre, l'eau commence à sortir par la bouche et les narines. En continuant alors l'injection, on peut laver l'intestin comme on laverait un tuyau quelconque. »

M. de Genersich a pu se convaincre que ces lavages du tube digestif par l'anus peuvent, malgré leur brutalité

(1) A. de Genersich, in *Progrès médical*, 23 sept. 1893 ; et *Semaine médicale*, 4 oct. 1893, p. 226 des *Annexes*.

apparente, être pratiqués sans danger et avec profit sur le vivant, notamment chez les cholériques. Le *modus faciendi* et les effets de sa méthode seront mieux placés au chapitre du manuel opératoire des grands lavages de l'intestin.

Huit jours après cette communication, dans une note *sur l'irrigation totale et antiseptique du tube digestif*, Dauriac (1) fait paraître le résultat de ses expériences personnelles sur la même question, expériences faites depuis un an environ et qu'il regrette de n'avoir pas publiées plus tôt. Partant d'idées purement théoriques, comme il le dit lui-même, il a été amené à se demander s'il n'y aurait pas grand bénéfice, dans certaines infections à détermination intestinale, à antiseptiser directement le tube digestif, en essayant une sorte de balayage mécanique de sa totalité par l'irrigation au moyen d'une solution appropriée. Il a constaté en outre, comme A. de Genersich, qu'il ne faut pas songer à pratiquer l'irrigation par l'œsophage, car, par ce moyen, on ne peut arriver à pousser le liquide jusqu'au gros intestin, et, de plus, les ruptures intestinales sont fréquentes.

Il s'est d'abord livré à quelques essais sur le cadavre. Sur un sujet de seize ans, vigoureusement constitué, il a introduit, par le rectum, une sonde œsophagienne molle en caoutchouc rouge et en a adapté l'extrémité libre au tuyau d'un bock en tôle émaillée, d'une capacité de deux litres, du type de ceux qui sont employés pour les injections vaginales. En soulevant graduellement le bock, il constata que le liquide s'écoulait sans trop de difficultés. Il introduisit ainsi successivement onze litres de liquide, qui bientôt firent issue par la bouche. Le sujet ayant été ouvert, il put se rendre compte

(1) Dauriac, in *Progrès médical*, 30 septembre 1893.

qu'aucune rupture intestinale ne s'était produite. La valvule de Bauhin avait donc été facilement franchie, et cela sous l'influence d'une pression de 80 centimètres au maximum.

Encouragé par ses résultats sur le cadavre, Dauriac a pratiqué le lavage total du tube intestinal, dans le service de M. le Dr Bourneville, chez des enfants atteints de diarrhée fétide incoercible. Il expérimenta sur 11 sujets, et il déclare que chez tous, sans exception, la diarrhée céda à un premier lavage au moyen de la solution d'acide lactique; elle reparut chez quelques-uns au bout de quelque temps et céda à une nouvelle irrigation antiseptique.

Il s'est également servi de la solution de créoline Pearson, et a obtenu des résultats tout aussi bons qu'avec la solution d'acide lactique.

Il a encore traité cinq enfants nouveau-nés atteints de diarrhée verte; une seule irrigation à l'aide de l'acide lactique a suffi pour amener la cessation du flux intestinal.

Nous citons pour mémoire un succès obtenu dans un cas de fièvre typhoïde, maladie dans laquelle l'état de la muqueuse intestinale nous paraît commander non seulement la prudence, mais même l'abstention. Le même auteur nous rapporte en effet qu'il a essayé avec beaucoup de précaution le lavage à la créoline; les selles ont été aussitôt moins fréquentes; elles ont pris de la consistance, ont perdu leur odeur fétide, et la langue, de sèche et rôtie qu'elle était, est devenue du jour au lendemain parfaitement humide et a perdu son enduit saburral. L'état général a été presque aussitôt amélioré, la céphalalgie notamment s'est amendée, et le malade, quoique en pleine période d'infection (12e jour), a accusé de l'appétit. La fièvre a baissé et a oscillé dès lors entre 37°,6 (minimum) et 39° (maximum). La durée de cette dothiénentérie fut courte et la convalescence se fit rapidement. Le malade commença à manger au bout de 29 jours. Le lavage du tube intestinal avait été régulièrement pratiqué à partir du douzième jour. La quantité de la solution injectée dans l'intestin ne dépassa jamais 5 litres, quantité suffisante, dit l'expérimentateur, pour remplir la totalité du gros intestin, franchir la valvule, et irriguer une grande partie de l'intestin grêle. La pression n'excéda pas 60 centimètres. Le liquide employé était tiède.

Dauriac a encore pratiqué le lavage complet du tube intestinal chez deux adultes atteints d'ictère catarrhal. Il s'est servi d'eau simple froide, une fois, et d'eau de Vichy froide, une seconde fois. Les selles, qui étaient franchement argileuses, étaient, dès le lendemain, colorées par la bile. La guérison fut très rapide et ne fut pas seulement apparente, mais réelle.

Nous ferons remarquer que cette méthode diffère de celle préconisée par Krüll (1) en 1877 et employée avec grand avantage par M. A. Chauffard (2) depuis 1886 : du sixième au huitième jour, les matières se colorent et la biliverdine disparaît dans les urines. Le Dr Krüll (de Güstrow, dans le Mecklembourg) recommande de pousser lentement dans le rectum une injection d'eau fraîche, à l'aide d'un irrigateur. L'opération doit être pratiquée une fois dans les vingt-quatre heures. La quantité d'eau introduite est variable ; elle oscille entre 1 et 2 litres et est en rapport avec la susceptibilité

(1) Krüll, *Berlin. klin. Wochenschrift*, 1877, n° 12 ; et traduction du Dr Alex. Renault, in *Bulletin gén. de thérap. méd. et chir.*, 1877, p. 212 et suiv.

(2) In *Traité de médecine*, de Charcot, Bouchard et Brissaud, t. III, p. 758, article de A. Chauffard, sur les *Ictères infectieux bénins*.

individuelle. La température du liquide doit être de 12 degrés Réaumur (15° C.). Sept injections ont suffi au Dr Krüll pour obtenir la guérison qu'il explique ainsi : « L'injection d'eau froide réveille les mouvements péristaltiques de l'intestin, et excite la sécrétion de la bile, dont l'abondance dans les voies biliaires force l'obstacle qui s'oppose à son libre écoulement ». Krüll déclare qu'il ignore si l'exagération des mouvements péristaltiques de l'intestin ou, au contraire, si les changements dans les conditions de pression survenus dans le parenchyme du foie, jouent le rôle le plus important dans la guérison. Mosler et Winternitz ont obtenu des succès avec la même méthode (1).

Pour M. A. Chauffard (2), « les lavements froids, comme l'a montré Bouchard, poussent activement à la diurèse et constituent un véritable lavage interne de l'organisme, mais ils éveillent surtout par voie réflexe la contractilité de la vésicule et des voies biliaires extra-hépatiques, si bien que chaque lavement froid amène une poussée, une véritable chasse biliaire qui tend à l'expulsion du bouchon obturateur jusqu'à ce que celui-ci, peu à peu déplacé, s'élimine enfin par l'intestin en rendant au cholédoque sa perméabilité normale ».

M. Dujardin-Beaumetz (3), qui trouve excellente la méthode préconisée par Krüll, fait remarquer d'après les expériences de Vulpian que, chez les animaux, les irrigations d'eau froide sont un puissant cholagogue.

Le professeur Monti (1), qui a recherché la valeur thérapeutique de l'irrigation intestinale dans le traitement de

(1) In Monti, *Archiv für Kinderheilkunde*, 1886, t. VII, fascic. III; et traduction de G. Boehler, in *Revue mensuelle des maladies de l'enfance*, mars 1886.
(2) *Loc. cit.*
(3) Dujardin-Beaumetz. *Leçons de clinique thérapeutique*, 1891, t. II, p. 81.

certaines affections de l'intestin chez les enfants, se basant sur les expériences faites sur le cadavre, incline à penser que le liquide injecté peut franchir la valvule de Bauhin, mais dit que la question n'est pas définitivement tranchée.

M. Kraus (1), sur les conseils du professeur Monti, a pratiqué aussi chez les enfants atteints d'ictère catarrhal des irrigations intestinales qui lui ont donné d'excellents résultats.

Dauriac signale encore le fait suivant : chez un sujet qui offrait de l'amaigrissement et de la diarrhée sans cause bien nette, le lavage total du tube digestif amena l'issue d'un tænia complet; tous les troubles cessèrent aussitôt.

De ses recherches il conclut que la méthode des grands lavages de l'intestin est appelée à rendre bien d'autres services : « elle permettra, à la veille d'une opération chirurgicale, d'aseptiser sûrement la totalité du tube digestif; on pourra s'adresser à elle dans les cas où on voudra obtenir une purgation sûre, dans l'obstruction intestinale, et surtout lorsqu'on voudra débarrasser l'intestin de la présence d'un agent toxique, à la suite d'un empoisonnement. En variant la temrature des lavements, en les chargeant de substances médicamenteuses, on saura obtenir des effets variés et d'une puissance certaine. »

Avant d'expérimenter sur l'homme vivant, Dauriac avait fait des essais sur le chien. Son traitement fut notamment couronné de succès dans un cas de diarrhée très profuse. Mais, au point de vue spécial qui nous intéresse, l'insuffisance valvulaire, nous objecterons qu'il était difficile de tirer

(1) M Kraus, *Des irrigations intestinales dans l'ictère catarrhal* (*Archiv für Kinderheilkunde*, 1886, t. VIII, fasc. 1); et *Revue mensuelle des maladies de l'enfance*, janvier 1887, trad. de G. Boehler.

des conclusions d'un résultat obtenu chez le chien. Le Dr L. Bureau (1), en 1877, écrit que, chez cet animal, « le gros intestin et l'intestin grêle se continuent presque en ligne droite, et que le cæcum forme un divercule qui vient s'ouvrir dans le gros intestin »; de plus « la situation élevée du cæcum et sa fixité bien moindre » en font un organe qui ne saurait être utilement comparé à celui de l'homme. Ainsi s'expliquent les succès obtenus par M. Pütz fils, chef de service à l'École vétérinaire de Munich. Il déclare (2) que, chez le chien, les injections produisent très facilement du vomissement, phénomène qu'il attribue à la pénétration directe du liquide jusqu'à l'estomac. Il s'en est rendu compte en injectant par l'anus de l'animal une solution de prussiate jaune de potasse; il a pu alors, avec le perchlorure de fer, produire dans la matière vomie la réaction caractéristique et obtenir le précipité du bleu de Prusse; en injectant une émulsion de lycopode, il a trouvé les sporules de cette poudre dans la matière vomie et il en a conclu que ce n'est pas par voie d'absorption que ces matières vont du rectum à l'estomac, mais bien par tout le tube intestinal.

Les récents travaux sur les grands lavages de l'intestin déterminèrent le Dr Collignon (de Maubert-Fontaine, Ardennes) à communiquer au *Journal de médecine et de chirurgie pratiques* (3) une note, intéressante malgré sa brièveté, sur les résultats que peut donner l'introduction de l'huile en grande

(1) L. Bureau, *Essai sur la signification du cæcum*. Thèse de doctorat, Paris, 1877.

(2) In *Zeitschrift für veterinär Wissenschaften*, 1876, nº 16, et *Médecine moderne*, 20 janvier 1894, p. 85.

(3) 10 décembre 1893. Article 15784; et *Médecine moderne*, 24 janvier 1894, p. 99.

quantité dans le tube digestif, par l'emploi des lavements. Il s'exprime ainsi : « Depuis douze ans, j'ai pour habitude de huiler les intestins dans toute leur longueur dans les cas de constipation rebelle

« Pour cela, je mis coucher à terre mon patient et, à l'aide d'un tube de Faucher armé d'un grand entonnoir en verre, il m'est facile de faire pénétrer plusieurs litres d'huile d'olive.

« Je me contente toujours d'une pression de 90 centimètres, d'un mètre au plus. Ces grands lavements me donnent presque toujours une débâcle considérable avec quelques *vomissements qui, dans trois cas, contenaient une certaine quantité d'huile.* »

Nous nous sommes livré, à notre tour, à un certain nombre d'expériences rassemblées à la fin de ce travail. Nous nous sommes efforcé d'interpréter les phénomènes observés, et nous les avons fait suivre de réflexions qu'il eût été difficile de réunir dans un chapitre spécial, étant donné leur diversité même (Obs. X, XI, XII, XIII, XIV, XV, XVI, XVII).

CHAPITRE IV

MANUEL OPÉRATOIRE DES GRANDS LAVAGES DE L'INTESTIN.

Si nos recherches ne nous permettent pas de dire que l'insuffisance rétrograde de la valvule iléo-cæcale est possible chez tous les sujets, elles nous autorisent du moins à insister sur la technique qui nous a paru assurer le plus grand nombre de résultats positifs.

La méthode instituée par Lesage et Dauriac et exposée dans la *Gazette des hôpitaux* (1) nous semble réaliser les meilleures conditions de succès ; aussi ferons-nous plusieurs emprunts à la revue qu'ils ont publiée.

Avant le règne de l'antisepsie, c'est chez les auteurs qui se sont occupés de l'occlusion intestinale que nous trouvons quelques remarques, assez vagues d'ailleurs, sur la quantité de liquide à injecter quand on se propose de franchir la valvule de Bauhin.

Dès 1866, Isnard (2), qui admet la possibilité de l'insuffisance valvulaire, reconnaît dans une des conclusions de son travail que « la quantité d'eau nécessaire aux douches ascendantes est difficile à préciser d'avance, qu'elle varie suivant la hauteur de l'occlusion et suivant une foule de particularités anatomiques ou pathologiques individuelles ».

(1) 17 octobre 1893, p. 1125 et suiv. *Des grands lavages de l'intestin grêle* (Contribution à l'étude de l'antisepsie intestinale).

(2) Ch. Isnard, *Des injections forcées dans l'occlusion intestinale*, in *Gazette médicale de Paris*, 1866, p. 777 et suiv. D'après l'*Union médicale de la Provence*, 1866.

En 1873, Greslou (1), qui s'appuie sur des expériences et sur des observations pour démontrer que l'intestin grêle peut être irrigué, ne nous donne pas non plus de chiffres, et dit seulement qu'un facteur indispensable de succès est la grande quantité de liquide. Il insiste encore sur ce point dans une note parue ultérieurement (2).

Lesage et Dauriac (3) estiment que dans les cas où Cantani n'a injecté que 2 litres d'infusion de camomille et 10 grammes de tannin chez les cholériques, le liquide n'a dû pénétrer que fort rarement et en fort petite quantité dans l'intestin grêle. Faisant la part des différences individuelles, ils recommandent d'employer aux divers âges les quantités suivantes de liquide pour réaliser l'antisepsie intestinale : pour le nouveau-né, 1 litre environ ; pour l'enfant un peu plus âgé, 2 litres environ ; pour l'adulte, 8 litres. D'autre part, Dauriac (4), qui est le premier à reconnaître que les chiffres ne peuvent être qu'approximatifs, s'assure, par la percussion, de l'arrivée du liquide dans l'estomac et cesse l'irrigation dès que ce viscère commence à être plein. Il évite ainsi la production du vomissement, qui a lieu dès que l'estomac est rempli.

Quelle est la température de la solution ? Qu'il s'agisse du traitement du choléra ou de l'occlusion intestinale, les chiffres recueillis dans la littérature médicale varient peu. Vandamme (5) et plus tard Eichhorst (6) emploient l'eau tiède

(1) Greslou, Thèse de doctorat, Paris, 1873. *Des injections forcées dans les occlusions intestinales.*

(2) *Médecine moderne*, 16 décembre 1893, p. 1205.

(3) *Loc. cit.*

(4) *Loc. cit.*

(5) Vandamme, *De l'occlusion intestinale.* Thèse de Paris, 1883.

(6) Eichhorst, *Traité de path. int. et de thérap.*, 1889, t. II, art. INVAGINATION, p. 258. Trad. du Dr Paul Le Gendre.

« pour éviter les mouvements péristaltiques intestinaux et pour faciliter le repos de l'organe ». Maragliano (1) combat la diarrhée chez les cholériques au moyen de lavements abondants de tannin à 1 p. 100 à une température de 40 degrés. Dauriac (2) et Lesage (3) font de même. Tout autre est le but de M. Kraus (4) qui recherche, dans les cas d'ictère catarrhal, à produire du péristaltisme de l'intestin et à exciter par voie réflexe la sécrétion biliaire ; l'eau de ses irrigations a de 12 à 18 degrés Réaumur (15 à 22 centigrades). La solution de tannin à 1 ou 2 p. 100 du professeur A. de Genersich (5) a de 37 à 38 degrés.

Quelle est l'attitude à donner au malade ? Elle est importante déjà dans les cas où il s'agit d'irriguer le gros intestin seul, puisque le professeur Fleiner (de Berlin) (6), dans un long travail sur l'emploi des lavements d'huile dans la constipation, dit que « pour faciliter l'arrivée de l'huile dans les portions supérieures du gros intestin et jusqu'au voisinage du cæcum, le malade doit, après être resté dans la position dorsale durant un certain temps, se coucher ensuite sur le côté gauche et plus tard sur le côté droit ». Avant lui, le Dr Hall (7), au cours d'expériences entreprises pour déterminer la capacité du gros intestin et la hauteur à laquelle peuvent pénétrer les injections pratiquées par l'anus, avait opéré à peu près de même : « le ventre ayant été préablement percuté,

(1) Maragliano, in *Gaz. degli Ospit.*, 20 oct. 1884

(2) *Loc. cit.*

(3) *Loc. cit.*

(4) *Loc. cit.*

(5) *Loc. cit.*

(6) In *Journ. de médecine et de chirurgie pratiques*, 25 août 1893. Art. 15655, p. 620-621.

(7) In Brochin, *Dict. Dechambre*, art. LAVEMENTS, p. 63 : et Dujardin-Beaumetz, *Leçons de clinique thérapeutique*, 1891, t. I, p. 707.

et le cæcum, aussi bien que les trois portions du côlon ayant donné un son clair, le sujet fut placé horizontalement sur le côté gauche, et trois pintes (2 litres 79) de liquide furent injectées. A ce moment on éprouva de la résistance, et l'injection ne put être portée plus loin. La percussion fit reconnaître que le liquide avait pénétré jusqu'à l'union des côlons transverse et descendant. Le sujet fut placé sur le côté droit, dans le but de s'assurer si le liquide ne se porterait pas du côté du côlon ascendant et du cæcum ; et, en effet, une nouvelle percussion donna un son obscur dans les régions correspondantes où l'on remarquait une distension manifeste, tandis que la région du côlon descendant donnait maintenant un son clair. Trois nouvelles pintes de liquide furent injectées et, après que le sujet eut uriné deux fois, le son devint clair sur toute l'étendue du cæcum et des côlons jusqu'à l'S iliaque. »

Dauriac, Lesage et nous-même soulevons légèrement la hanche gauche du sujet de façon à mettre le cæcum dans une situation déclive. Cette position est avantageuse ; elle a pour but de permettre au liquide de chasser du cæcum les gaz qui s'y accumulent en grande abondance et qui, distendant cet organe, ont pour effet d'affronter les deux lèvres de la valvule.

Comme instrument, la sonde œsophagienne de Debove, « que l'on peut introduire à une grande hauteur » (1), est le plus généralement employée. Nous savons bien que Trèves (2) disait encore récemment « qu'il est impossible d'introduire une sonde jusque dans l'S iliaque ». Avant lui, Besnier (3) n'était

(1) Dujardin-Beaumetz, *Des lavements par le tube de Debove*, in *Bulletins et mémoires de la Société de thérapeutique*, 1883, p. 190.

(2) Trèves, Société Harweyenne de Londres, 5 janvier 1893, art. *Sur l'occlusion intestinale*, in *Mercredi médical*, 1893, n° 5, p. 59.

(3) Besnier (H.-E.), Thèse de doctorat, Paris, 1857. *Étude sur le diagnostic et sur le traitement de l'occlusion de l'intestin dans la cavité de l'abdomen.*

pas aussi exclusif, car s'il admet que la sonde pénètre de 10 à 12 centimètres, puis se courbe sur elle-même dans l'ampoule rectale, il ajoute « qu'il a trouvé un certain nombre d'observations dans lesquelles il est dit que la sonde a pénétré beaucoup plus loin, fait qu'il est loin de nier, puisqu'il est physiquement possible ». Il termine en recommandant, avec juste raison, d'introduire avec beaucoup de prudence la sonde dans le gros intestin.

Nous avons relevé dans la littérature médicale plusieurs opinions à opposer à l'appréciation de Trèves. Hare (1) traitait par les grands lavements d'eau à 37° la dysenterie qui règne dans les Indes Orientales (lorsque toutefois elle ne provient pas d'infection paludéenne). A la seringue de Read (seringue à double canule et à deux soupapes) il adaptait une canule élastique *assez longue pour dépasser l'S iliaque*, les injections abondantes de 2 à 3 litres d'eau ne pouvant être faites avec une seringue à canule ordinaire, parce que dans cette maladie l'irritabilité du rectum est telle que le liquide est expulsé dès que quelques onces ont pénétré dans l'intestin.

D'autre part, M. Dechambre (2) n'a-t-il pas fait connaître « un cas de sa pratique, dans lequel le cours des matières étant interrompu depuis huit jours par une tumeur siégeant dans le flanc droit, sur le trajet du côlon ascendant, une sonde, dont il était facile de sentir le bec à mesure qu'elle cheminait, put pénétrer jusqu'au delà de la tumeur et donner passage à un litre d'eau qui ne tarda pas à amener une garde-robe copieuse »?

(1) Hare, Tropical fever. II, Dysentery. *Edinburg medical and surgical Journal*, 1851.

(2) Cité par Brochin, in *Dict. Dechambre*, art. LAVEMENTS, p. 64, 1869.

M. le professeur Jaccoud (1), de son côté, a écrit : « Si le rectum est libre, on a recours à l'irrigation, qui ne doit pas être donnée avec les instruments ordinaires ; il faut introduire, dans l'intestin, en pénétrant aussi haut que possible, une grosse sonde de gutta-percha. »

M. Thibierge (2) relate une observation ayant trait à une femme de soixante-quatre ans, à qui il administra un lavement avec un siphon d'eau de Seltz; *la sonde œsophagienne*, qui servit pour administrer ce lavement, *pénétra tout entière sans la moindre difficulté.*

Dans un cas d'obstruction intestinale (coprostase) avec péritonite généralisée des plus graves, M. le professeur Debierre (de Lyon) (3) a obtenu un remarquable succès à l'aide des injections liquides forcées et portées très haut dans l'intestin par la *sonde œsophagienne enfoncée d'au moins 50 centimètres.*

C'est encore la sonde œsophagienne « introduite aussi haut que possible » que Blachez (4) recommande pour l'administration des lavements d'eau de Seltz dans l'obstruction intestinale.

Givre (5), dans une observation d'obstruction intestinale guérie par le lavement gazeux de Bergeon, déclare que la sonde rectale était très profondément enfoncée (35 à 40 centimètres environ).

Les grands lavements tièdes préconisés par Baur (6) dans l'invagination intestinale sont donnés à l'aide d'un long

(1) S. Jaccoud, *Traité de pathologie interne*, 1883, art. OCCLUSION INTESTINALE.

(2) G. Thibierge, *Contribution à l'étude de l'obstruction intestinale sans obstacle mécanique*. Thèse de Paris, 1881.

(3) Ch. Debierre, in *Lyon médical*, 1885, n° 45.

(4) Blachez, in *Dict. Dechambre*, 1887, art. OBSTRUCTION INTESTINALE.

(5) Givre, in *Lyon médical*, 22 juillet 1888, n° 30.

(6) Baur, *Berl. klin. Wochschr.*, 1892, nos 33, 34 et 35. *Gazette hebdomadaire de médecine et de chirurgie*, 15 oct. 1892, n° 42.

tube de caoutchouc introduit *profondément* dans l'intestin.

Dans leurs expériences, Lesage et Dauriac (1) ont pu introduire la sonde de Debove jusqu'au milieu du côlon transverse ; ils sentaient, par la palpation à cet endroit, l'extrémité mobile de l'instrument qui venait buter contre la paroi abdominale. Il nous a été facile de la suivre, au cours de nos recherches, jusqu'à l'angle gauche du côlon.

Chez l'enfant, Monti (2) se sert « d'un tube flexible, de la grosseur d'une sonde n° 14. Il se rallie à l'opinion de Baginsky qui admet « qu'une sonde bien huilée peut pénétrer jusqu'à 4 ou 5 centimètres dans le rectum sans trouver une grande résistance, et que, dès qu'une certaine quantité de liquide a pénétré dans l'intestin, une légère pression suffit pour faire progresser le tube qui remonte facilement jusqu'à une hauteur de 15 centimètres dans l'intestin ».

Chez un enfant de six jours, atteint d'obstruction intestinale, le docteur Thomas P. Harvey (3) a réussi à faire pénétrer une petite sonde en gomme élastique sur une longueur de quatre pouces. Une seringue métallique, chargée d'une émulsion d'huile de ricin dans l'eau chaude, fut mise en rapport par sa canule avec la sonde et environ deux onces de liquide furent injectées. L'effet immédiat fut une certaine distension de l'intestin qui permit à la sonde de pénétrer plus avant. En persévérant dans cette méthode, on réussit à faire pénétrer la sonde en entier et l'on sentait son extrémité supérieure au niveau du côlon ascendant.

(1) *Loc. cit.*
(2) *Loc. cit.*
(3) Thomas P. Harvey, in *The British med. Journ.*, 12 mai 1888, et *Revue mensuelle des maladies de l'enfance*, juin 1888, trad. du Dr P.-J. Mercier.

Pour l'enfant, Thiercelin (1) se sert d'une sonde uréthrale (n° 25 environ de la filière Charrière) que nous-même avons pu faire pénétrer de 16 à 20 centimètres chez des enfants, âgés respectivement de trois semaines et de dix-huit mois. Chez une petite fille d'un mois, la sonde se recourbait à peine introduite ; le rectum était très rétracté, ainsi que l'autopsie le démontra plus tard.

Qu'il s'agisse de sonde œsophagienne ou autre, l'instrument introduit est mis en communication avec un tube en caoutchouc d'un mètre de longueur, muni d'un robinet, et adapté à un bock de plusieurs litres, ou à un simple entonnoir dans lequel on verse une quantité connue de liquide. Le dispositif se rapproche donc de celui que, d'après Muselli (2), Hegar employait dès 1874 pour combattre certaines occlusions intestinales ; l'appareil se composait d'un entonnoir auquel s'adaptait un tube d'environ un mètre qui portait à sa terminaison une canule destinée à être introduite dans le rectum.

Dernièrement, un médecin anglais, J. Williams (de Whitland) (3) a traité avec succès un volvulus par la production intra-abdominale artificielle de gaz carbonique. Le malade était un enfant de huit ans ; l'opérateur s'était servi d'une grosse sonde molle en caoutchouc qu'il introduisit jusqu'à une profondeur de 22 centimètres.

Pour éviter que, par suite de l'application imparfaite du sphincter anal sur le tube d'introduction, le liquide s'écoule au dehors au fur et à mesure qu'il est injecté, on a proposé divers appareils. Le professeur Cloquet, dit M. Besnier (4),

(1) *Médecine moderne*, 9 décembre 1893, n° 98, p. 1179.

(2) *Journal de médecine de Bordeaux*, 16 sept. 1883, p. 74.

(3) In *Semaine médicale*, 14 mars 1894, n° 16, p. LXII des *Annexes*.

(4) *Loc. cit.*

se servait d'un tube conique qui fermait hermétiquement l'anus, à tel point que « le gros intestin pouvait être complètement rempli, sans perte de liquide ».

Quant à l'instrument imaginé par M. Lund (de Manchester) et plutôt réservé à l'insufflation de l'intestin, il se compose d'un anneau creux en caoutchouc qu'on applique solidement contre l'anus (1).

Monti (2) recommande d'employer l'obturateur d'Oser; c'est un cône tronqué, en caoutchouc mou, percé à son centre d'une ouverture qui reçoit le tube qui pénétrera dans le rectum. Cet obturateur, introduit dans l'anus, s'opposerait absolument, paraît-il, à la sortie des liquides qu'on veut injecter dans l'intestin.

Un moyen simple et qui réussit, du moins quand l'injection est faite à faible pression, consiste à obturer l'anus, autour de la sonde, à l'aide d'un tampon de coton ordinaire, non hydrophile.

Quelquefois la susceptibilité du gros intestin est telle que le liquide est expulsé à mesure qu'il est introduit. Dans ce cas on aura recours à l'anesthésie qui permettra d'opérer pendant que les muscles des parois abdominales seront en état de relâchement (Rafinesque) (3).

Ziemssen (4) va plus loin. Peu disposé à admettre que la valvule iléo-cæcale se laisse franchir de bas en haut, même par les gaz, dans l'insufflation artificielle, il reconnaît cepen-

(1) John Ashhurst. In *Encyclopédie internationale de chirurgie*, Paris, 1886, art. OBSTRUCTION INTESTINALE.

(2) *Loc. cit.*

(3) Rafinesque. *Étude sur les invaginations intestinales chroniques.* Thèse de doctorat, Paris, 1878.

(4) Ziemssen. *Deutsch. Archiv. f. klin. Med.* Band XXXIII, Heft 3 u. 4, p. 235, 1883.

dant que le sommeil narcotique facilite un passage qu'il considère comme exceptionnel.

Pour Debierre (1), « le chloroforme diminue la résistance de la valvule de Bauhin ».

Monti (2), avant de pratiquer les irrigations chez les enfants atteints d'invagination intestinale, fait placer les malades dans un bain chaud, d'environ 28°, pendant un quart d'heure ou une demi-heure, puis il leur donne le chloroforme.

Wilks (3) est aussi partisan du chloroforme avant l'insufflation; « cette pratique, disent d'Espine et Picot, nous paraît devoir être suivie ».

Eichhorst (4), qui préconise les irrigations de grandes quantités d'eau dans le rectum pour combattre l'invagination, dit « qu'elles doivent être faites, si c'est possible, sous l'influence du chloroforme ». Il cite l'observation de Stage qui a rapporté un cas d'invagination intestinale terminée favorablement, chez un enfant de quatre mois et demi à qui il avait fait des irrigations intestinales sous le chloroforme.

Même opinion de Trèves (5) quand il s'agit d'enfants, mais non quand il s'agit d'adultes, « les sensations du malade étant de la plus grande valeur pour estimer la force employée ».

Dauriac (6) s'est bien trouvé aussi de l'emploi de cet anesthésique pour ses grands lavages de l'intestin à faible pression, en vue d'obtenir le relâchement des muscles de la paroi de l'abdomen.

(1) *Lyon méd.*, 1885, n° 15.

(2) *Loc. cit.*

(3) Cité par d'Espine et Picot, *Manuel des maladies de l'enfance*. Paris, 1889, art. INVAGINATION.

(4) *Loc. cit.*

(5) Fréd. Trèves, Soc. méd. de Londres; *Traitement de l'invagination*, in *The British medical Journal*, 3 janvier 1885.

(6) *Loc. cit.*

Un point intéressant à mettre en lumière est la question de la pression à employer. La forte pression a pu donner de bons résultats dans certains cas d'occlusion intestinale siégeant sur le gros intestin, et nous nous gardons bien de mettre en doute les observations, suivies de succès, qui ont été rapportées dans ce sens (1). Mais cette manière de faire ne saurait être recommandée quand on se propose de franchir la valvule. Dangereuse déjà (nous le verrons dans un instant) quand il s'agit d'irriguer le gros intestin, elle est en outre une cause d'insuccès quand on cherche à réaliser le lavage complet du tractus intestinal. Les anatomistes et les physiologistes semblent d'accord sur ce point depuis longtemps.

Pour Cruveilhier et Marc Sée (2), la boutonnière iléo-cæcale « est d'autant plus étroite que le cæcum est plus fortement *distendu* ».

D'après le professeur A. Richet (3), « on produit plutôt la déchirure des parois intestinales que celle de la valvule en poussant le liquide *avec vigueur* ».

M. le professeur Sappey (4) n'a-t-il pas écrit : « Si l'on verse de l'eau dans le cæcum par le côlon, il ne passe pas une seule goutte de liquide dans sa cavité, bien que l'iléon soit resté libre ; et si, *pour forcer ce passage*, on soumet le cæcum à la pression d'une colonne d'eau de 2 à 3 mètres, on reconnaît que le liquide, loin de s'échapper par l'orifice iléo-cæcal, distend les parois du gros intestin et finit par les rompre » ?

M. L. Testut (5) (de Lyon) ne pense pas autrement : « Cette occlusion de l'orifice iléo-cæcal est d'autant plus complète

(1) Rafinesque, *Loc. cit.*
(2) Cruveilhier et Sée, *Traité d'anatomie descriptive*, t. II, 1874, p. 153.
(3) A. Richet, *Traité pratique d'anatomie médico-chirurgicale*, 1877, p. 801-802.
(4) Sappey, *Traité d'anatomie descriptive*, 1879, t. IV, p. 263.
(5) Testut, *Traité d'anatomie humaine*, 1893, t. III, 2e fascicule.

que la pression intra-intestinale, qui en est le point de départ, se trouve plus élevée, ce qui nous explique ce fait expérimental que, si on pousse une injection dans le gros intestin *sous une pression de plus en plus considérable*, on arrive à rompre le cæcum plutôt qu'à forcer la valvule. »

Longet (1) accorde aussi que « plus l'intestin est distendu plus la valvule oppose de résistance à toute rétrogradation ».

Nous comprenons dès lors que Paulet (2) n'ait jamais pu franchir la valvule, « *quelque force qu'il ait employée* dans les injections ou les insufflations » et que Brochin (3) n'ait pas mieux réussi « à grand renfort de pression ».

Voilà pourquoi nous nous croyons autorisé à dire que dans les grands lavages intestinaux la forte pression est une condition d'insuccès. Nous avons ajouté qu'elle n'est pas exempte de dangers. En effet, si les tuniques intestinales ont pu supporter, sans se rompre, la pression d'une colonne d'eau haute d'un mètre et demi, c'est-à-dire égale à la longueur moyenne du gros intestin, on les a vues aussi se déchirer à des niveaux différents par le seul effet d'un courant très volumineux et très violent (Isnard) (4). Nous ne partageons pas l'optimisme de Rafinesque (5) qui dit que « la rupture est un danger imaginaire tant que les parois sont saines » et qui, sans plus préciser, ajoute qu'elle ne se produit que si l'intervention est tardive ou bien si l'on déploie une force trop grande (?) en injectant le liquide avec une abondance exagérée (?).

Nous savons bien aussi que Putnam (6) rapporte un cas

(1) Longet, *Traité de physiologie*, 1861, t. I, p. 145.
(2) Paulet, *Anatomie topographique*, 1867, p. 451.
(3) Brochin, in *Dictionnaire Dechambre*, art. Lavements, p. 61. 1869.
(4) *Loc. cit.*
(5) *Loc. cit.*
(6) C. P. Putnam, in *Boston med. and. surg. Journal*, 21 avril 1881, p. 373.

de guérison d'intussusception du gros intestin chez un enfant « à qui il injecta, par l'anus, de l'eau au moyen d'un bock tenu par un aide monté sur une chaise, la colonne d'eau était d'environ cinq pieds, » et que Rotch (1) conclut, de ses expériences sur le cadavre, que, « quand l'intestin est sain, on peut sans crainte employer des pressions de 2m,30 à 2m,60 ». Mais comme on ne peut affirmer à l'avance l'état d'intégrité de l'intestin, il vaut mieux avoir présent à la mémoire le cas de Parker (2), cas dans lequel une injection d'eau poussée cependant avec précaution a amené une rupture intestinale. Il s'agissait d'un enfant de trois mois, atteint d'invagination; l'autopsie fit découvrir une petite déchirure dans la portion invaginée qui était, il est vrai, dans un état assez avancé de gangrène.

Même avec l'entéroclysme, il serait imprudent, croyons-nous, de suivre Gentile Casimiro (3) dans la conclusion suivante de son travail : « On peut injecter impunément une grande quantité de liquide, puisque les parois de l'intestin résistent aux plus fortes pressions occasionnées par l'arrivée des liquides ».

Quant aux pompes foulantes puissantes qui permettent de lancer dans l'intestin un courant d'eau très énergique, elles constituent un moyen « dangereux » (4).

Que penser de la manière de faire de Fitz (de Boston) (5) qui conseille d'employer, pour combattre l'occlusion intestinale

(1) Rotch, in *Boston med. and surg. Journal*, 6 avril 1882, p. 322.

(2) In *Semaine médicale*, 1888, p. 228. Lettres d'Angleterre.

(3) Gentile Casimiro, in *Morgagni Giornale*, 1883, p. 521.

(4) Courtois-Suffit, art. Occlusion intestinale, in *Traité de médecine* de Charcot, Bouchard, Brissaud, 1892, t. III. p. 528.

(5) Fitz (de Boston), Premier congrès des médecins et chirurgiens américains tenu à Washington, sept. 1888, in *Semaine médicale*, 1888, p. 330.

chez les enfants, des pressions produites par une colonne d'eau de dix pieds de haut, et chez l'adulte de vingt pieds, et cela surtout en vue d'établir le diagnostic? « On ne saurait trop se mettre en garde contre des pratiques aussi brutales, qui peuvent faire éclater l'intestin, » dirons-nous avec M. Jalaguier (1), qui rapporte encore que Farquhar Curtis a cité deux cas de rupture de l'intestin par les injections forcées.

Le traitement médical doit être réservé pour les cas récents, avant l'apparition de complications capables de le rendre inutile ou dangereux; mais cette restriction n'autorise pas des manœuvres imprudentes, sous prétexte d'intégrité probable des parois intestinales.

Les auteurs eux-mêmes qui ont eu recours aux injections forcées nous fournissent des arguments en faveur de la faible pression, même quand il s'agit de faire disparaître un obstacle siégeant sur l'intestin. Leurs succès doivent être attribués « à la *facilité* avec laquelle un paquet d'intestins se débrouille sous l'influence d'une injection d'air ou d'eau », selon la remarque de Rafinesque (2). Le Dr Cunningham (3) était déjà du même avis, en ce qui concerne l'insufflation, et Rilliet et Barthez (4) disaient que pour dégager sur le cadavre l'intestin invaginé, il suffisait « d'une *légère* pression de bas en haut ».

Au cours de ses expériences sur l'homme, Isnard (5) a pu constater que, dans un cas déjà mentionné plus haut, la résistance de la valvule avait été facilement et rapidement vaincue.

(1) Ad. Jalaguier, in *Traité de chirurgie*, 1892, t. VI, art. Occlusion intestinale, p. 468.
(2) *Loc. cit.*
(3) *Journal de médecine de l'Ouest*. Nantes, 1873, p. 145 et suiv.
(4) Cités *Ibid.*
(5) *Loc. cit.*

« Il avait suffi d'un courant modéré, d'une dilatation médiocre du gros intestin, d'une *faible pression* sur la valvule, d'une colonne verticale d'eau ayant à peine 15 ou 20 centimètres de hauteur. » Dans un autre cas, il a obtenu un résultat analogue avec la pression d'une colonne liquide haute de 50 à 60 centimètres. Passant de l'expérimentation à l'interprétation des phénomènes pathologiques, il suppose que, dans l'occlusion intestinale, ce sont les contractions antipéristaltiques qui favorisent le retour des liquides dans l'iléon.

Le Dr Greslou (1) s'exprime ainsi : « Si l'on injecte rapidement beaucoup d'eau à la fois, la dilatation brusque du gros intestin sera intolérable pour le patient; elle sollicitera des mouvements péristaltiques qui tendront à refouler le liquide en sens inverse de l'injection.

« Si, au contraire, on pousse l'injection *avec modération*, de manière à amener graduellement la tolérance du gros intestin, le malade pourra garder plus facilement le liquide, qui trouvera dans la volonté(?) de celui-ci une issue fermée du côté du rectum. Les mouvements antipéristaltiques pourront alors se manifester, et, aidés par l'injection, ils pourront parvenir à entr'ouvrir peu à peu la boutonnière et à faire pénétrer le liquide dans l'iléon. Cette barrière une fois franchie, l'injection, *toujours poussée avec modération*, arrivera facilement jusqu'à l'obstacle, dont elle finira très probablement par triompher, avec plus ou moins de rapidité, selon les cas.

« Pour nous résumer, nous dirons donc qu'on doit injecter le liquide avec lenteur, s'arrêter d'après l'impression ressentie

(1) *Loc. cit.*

par le malade, engager celui-ci à le garder le plus longtemps possible, et continuer jusqu'à l'intolérance complète. On ne devra renoncer à ce mode d'intervention que lorsque, d'après la quantité d'eau injectée et l'état du malade, on jugera qu'on ne peut en espérer un heureux résultat.

« On voit donc que si les injections forcées peuvent être utiles contre les accidents de l'iléus, ce qui ne l'est pas moins pour donner à ce procédé toutes les chances de réussite qu'il peut présenter, c'est la manière d'en diriger l'application. La *lenteur* dans l'impulsion du liquide est donc la principale condition à remplir ».

Rotch (1) lui-même, qui ne craint pas d'employer les fortes pressions, puisqu'il admet que dans les cas aigus d'intussusception, où l'intestin est sain, on peut sans danger exercer des pressions de 230 à 260 centimètres, n'a-t-il pas établi, par d'autres expériences, que des pressions de 12 à 30 centimètres avaient suffi pour que l'eau passât à travers la valvule iléo-cæcale? Souvent même, dit-il, le liquide gagnait l'estomac et l'œsophage.

Mortimer (2) n'a-t-il pas écrit, lui aussi, que la force à employer chez les enfants atteints d'invagination, « n'a pas besoin d'être considérable »?

Voilà pour nous autant d'aveux de l'efficacité d'une méthode qui a déjà rendu des services dans des cas où il s'agissait de faire disparaître un obstacle mécanique, méthode dont les avantages s'accentuent, pour ainsi dire, quand on cherche à réaliser l'antisepsie totale de l'intestin par la voie rectale,

(1) Rotch, *Boston med. and surg. Journal*, 6 avril 1882, p. 322.
(2) Mortimer, *Traitement de l'invagination par l'injection et l'insufflation, ses dangers*, in *The Lancet*, 23 mai 1891.

car ici l'utilité de recourir à la forte pression ne saurait être invoquée.

Sans nous appesantir sur la pratique de L. Emmet Holt (1) qui, à l'aide d'un irrigateur et avec une faible pression, donnait à des enfants de six mois à deux ans, ayant la diarrhée, des lavements abondants (« une à deux pintes ») qui, pour lui, ne devaient pas dépasser la valvule, nous arrivons au manuel opératoire du professeur A. de Genersich (2) qui a expérimenté en particulier chez les cholériques : « A travers une canule rigide introduite dans le rectum du malade et autour de laquelle on serre énergiquement l'anus avec la main, de façon à le tenir hermétiquement fermé, on fait couler d'une hauteur de 80 centimètres à 1 mètre une solution de tannin à 1 ou 2 p. 100 (ou simplement de l'eau salée à 0,75 p. 100) à la température de 37 à 38°. En procédant avec lenteur, et en s'arrêtant de temps en temps pour laisser reposer le malade, on parvient ainsi à injecter facilement de cinq à sept litres.

« A ce moment on voit survenir des vomissements avec lesquels le liquide injecté est rendu en abondance et le malade se sent brusquement soulagé. On continue l'injection, en faisant passer, en tout, jusqu'à huit, neuf, dix et même quinze litres. Lorsqu'on retire la canule du rectum, un flot de liquide sort par l'anus. Il ne reste dans l'intestin qu'environ deux à trois litres de la solution injectée.

« Le malade, qui, auparavant, se trouvait dans le collapsus algide, se réchauffe pendant le lavage. Il commence bientôt à transpirer, le pouls se relève et l'état s'améliore considéra-

(1) L. Emmet Holt, *The New-York med. Journal*, 29 janvier 1887; et *Revue mensuelle des maladies de l'enfance*, mars 1887.

(2) *Loc. cit.*

blement, et plus que sous l'influence de n'importe quel autre moyen de traitement.

« Ces lavages peuvent être répétés deux ou trois fois de suite, jusqu'à la disparition complète des symptômes de collapsus. Leur effet serait encore favorable à la période typhoïde du choléra où ils dissipent le coma et font succéder une diurèse abondante à l'anurie qui existait auparavant.

« Comme contre-indications à l'emploi de ces lavages, M. A. de Genersich cite les affections cardiaques, les rétrécissements de l'intestin, les ulcères siégeant sur le tube digestif. »

Dans le procédé de J. Dauriac et A. Lesage (1), « le réservoir est élevé à peine au-dessus du plan horizontal du malade (de 20 à 30 centimètres environ). On laisse couler le liquide, qui doucement et sous une *très faible pression* gagne le côlon transverse et le cæcum. Ici donc le cæcum se remplit progressivement : il n'est donc plus fortement distendu, c'est là, nous l'avons vu, une condition favorable pour la perméabilité de la valvule. La percussion et la palpation de la région cæcale indiquent ce faible degré de réplétion. Cette dernière, obtenue *doucement, progressivement, sous faible pression*, permet l'accès du liquide dans l'intestin grêle, vers le troisième litre ; vers ce moment le malade éprouve quelques coliques intestinales, et la légère douleur qu'il exprime permet d'affirmer que le liquide est dans l'intestin grêle.

« Il est important de suivre attentivement, à l'aide du niveau de l'eau dans le bock, les variations de l'hydrostatique intestinale. La pénétration du liquide dans l'intestin ne se fait pas aussi simplement que l'on pourrait se l'imaginer. La présence

(1) *Loc. cit.*

des gaz est, en effet, un facteur dont il faut tenir grand compte. Dans chaque anse intestinale, observée à cet effet sur le cadavre, le liquide vient occuper la partie déclive, et les gaz la partie culminante. En suivant les indications données par le niveau d'eau, on attend la répartition spontanée du liquide dans tout l'intestin grêle. Dès que celui-ci se remplit, on voit apparaître de la matité sur le côté droit et au-dessus de la vessie, puis sur les côtés du ventre.

« Au contraire, autour de l'ombilic, l'abdomen proémine légèrement et devient sonore. Cela est dû au refoulement des gaz qui viennent former un *coussinet aérien péri-ombilical.* »

Ce dernier *modus faciendi* nous a permis de franchir facilement la valvule dans des cas où l'emploi de la forte pression nous donnait un résultat négatif. A son innocuité, ce procédé joint donc une efficacité plus grande, et mérite, à ce double point de vue, qu'on lui donne la préférence dans la pratique des grands lavages de l'intestin.

Nous ajouterons toutefois, sans parti pris, que nos expériences personnelles ne nous autorisent pas à considérer la précédente méthode comme devant réussir dans tous les cas, mais seulement dans un plus grand nombre de cas.

OBSERVATIONS

Observation 1. — *Iléus guéri par des moyens mécaniques.* (D'après Antonio Bonati. *Annali universali di medicina*, oct. et nov. 1834.) · Joseph Barinetti, 22 ans, d'une constitution saine et robuste, habituellement bien portant, fut pris, le 15 mars 1834, au milieu de violents efforts de vomissements, d'une douleur très vive à la région iliaque droite. Cette douleur s'accrut en peu de temps au point qu'il lui fut impossible de rester debout. Transporté chez lui, on lui administra une once et demie d'huile de ricin qui fut vomie à l'instant avec les aliments du repas précédent. Appelé auprès de lui quelques heures après l'accident, je le trouvai dans l'état suivant : Traits déprimés ; sensation de nausées ; douleur modérée à l'abdomen, mais s'exaspérant par la pression, surtout à la région iliaque droite ; le cordon spermatique et le testicule du même côté étaient devenus tout à coup douloureux et tuméfiés ; peau humide ; pouls très petit et sans fréquence. (Émulsion avec l'huile de ricin ; lavement émollient ; cataplasme émollient sur l'abdomen et sur le testicule ; saignée de quatorze onces.) Dans la soirée, la soif s'alluma, les douleurs continuèrent, les vomissements se reproduisirent ; il eut quelques hoquets ; les lavements restèrent sans effet ; le sang tiré de la veine n'offrait point de couenne inflammatoire. Ces symptômes persistèrent les jours suivants avec quelques variations. Dans la soirée du 3ᵉ jour, le ventre se météorisa ; les matières vomies étaient vertes et très acides. Dans la nuit du même jour, le sang tiré de la veine présenta pour la première fois une légère couenne. Des sangsues furent appliquées sur l'abdomen ; le malade fut plongé dans un bain. Tout fut sans résultat. Le 4ᵉ jour, le malade eut des vomissements de matières noirâtres, fétides, au milieu desquelles on trouva un lombric. Le hoquet augmentait d'intensité ; la soif persistait. Langue humide, légèrement rouge ; nausées ; douleur à la région iliaque droite peu intense ; météorisme ; urines normales ; peau sèche ; pouls fréquent, très petit, véritablement abdominal ; une nouvelle saignée donna un sang légèrement couenneux. (Glace en morceaux par la bouche ; boissons à la glace ; application de glace sur le ventre ; lavements d'eau froide et de lait.) Dans la nuit du 5ᵉ jour, il y eut deux vomissements de matière noire, fétide, évidemment stercorale. Dans l'après-midi, aucune amélioration ne se manifestant, on administra un lavement de tabac qui produisit en quelques minutes une évacuation abondante de matières noires, dures, moulées. Une heure après, un nouveau lavement produisit une nouvelle évacuation peu abondante de matières liquides, noirâtres et très fétides. Dans la soirée, le malade éprouvait une agitation qui le forçait de se mouvoir à chaque instant. Les nausées avaient disparu, la soif était sensiblement diminuée; les hoquets étaient plus rares; le météorisme et la douleur avaient diminué; le pouls était fréquent et moins petit; le testicule était revenu peu à peu à l'état normal et on trouva un liquide accumulé dans le scrotum. (Bain de 2 ou 3 heures; émulsion d'amandes amères avec 20 gouttes de laudanum; lavement de tabac.) Le malade resta dans le bain pendant cinq quarts d'heure; lorsqu'on le transporta dans son lit, il fut pris de contraction spasmodique des muscles extenseurs du cou, du dos et des membres inférieurs, avec perte de connaissance; ces symptômes disparurent peu d'instants après qu'il eut été couché. La nuit fut très inquiète; la soif étant éteinte, le malade refusa les boissons et la glace; les vomissements reparurent; le lavement de tabac, donné le matin, augmenta les hoquets jusqu'à ce qu'il eût été rendu, n'entraînant avec lui que peu de matières stercorales; la figure était hippocratique; le pouls était très fréquent et misérable. Voyant que *la maladie résistait à tous les moyens, nous résolûmes d'employer l'hydroballe* (pompe aspirante et foulante puisant l'eau par une ouverture inférieure, et la poussant par un jet continu dans un tube de cuir terminé par une canule conique qui s'introduit dans le rectum).

Le malade étant couché *sur le côté droit*, on lui injecta par le rectum *trois grandes bouteilles* de décoction de son. On s'arrêta, quand la respiration fut devenue courte et fréquente, que le malade accusa une sensation de suffocation, et que le pouls fut presque imperceptible. Peu de temps après, le malade rendit à peu près le tiers de la décoction, sans amendement dans les symptômes, ni même dans l'état de la respiration. Des frictions huileuses sur l'abdomen restèrent sans effet. Le soir, la figure était abattue; les hoquets et la douleur étaient plus intenses; la respiration était plus courte, le ventre distendu et dur; le pouls très fréquent et très petit. Le sang tiré de la veine le matin était encore couenneux.

En désespoir de cause, je me décidai à employer le mercure à l'état métallique. Le malade en avala une once et demie. A l'instant même se déclarèrent les symptômes les plus alarmants : anxiété générale; respiration haletante, hoquet violent et sans rémission; pouls imperceptible.

Ces symptômes furent de peu de durée; tout à coup, à la suite d'un *borborygme intense, causé par un mouvement antipéristaltique de tout l'intestin, le malade* VOMIT *la décoction de son qui avait été injectée par le rectum à l'aide de l'hydroballe.* A partir de ce moment, les symptômes s'améliorèrent manifestement, et ne s'exaspérèrent point par l'administration du mercure qui fut donné deux autres fois à une demi-heure d'intervalle.

Le lendemain, 7e jour de la maladie, la nuit fut plus tranquille; hoquets très rares; la soif reparut; avant 8 heures du matin, le malade avait eu trois selles spontanées. Les matières de la première étaient pultacées, noirâtres; celles de la troisième étaient peu abondantes, troubles, liquides, de couleur rosée. Le malade fut traité ensuite par les saignées et les purgatifs. Tous les symptômes s'amendèrent peu à peu, et, le 19e jour après le début des accidents, le malade était guéri.

Obs. 2. — (Résumée.) — *Volvulus nerveux dû aux contractions antipéristaltiques de l'intestin. Lavements rendus par la bouche.* (D'après le Dr Trabuc (de Marseille). *Actes du comité médical des Bouches-du-Rhône,* 1865, p. 515.) — Une dame atteinte de calcul biliaire, après avoir souffert modérément de son affection pendant 5 ans, vit, un jour en sortant de table, les accidents prendre subitement une violence extrême et offrir les caractères suivants : douleur atroce à l'hypochondre droit, avec gonflement énorme et rapide de la région. Vomissements d'abord alimentaires, puis muqueux, mais toujours sans traces de bile. Ensuite efforts de vomissements continuels, très laborieux, et, malgré leur violence, n'aboutissant à aucune espèce d'évacuation. Constipation opiniâtre. Ictère. Tous les traitements échouent : aucun médicament, aucune goutte de liquide n'arrivent jusqu'à l'estomac; des morceaux de glace mis dans la bouche sont rejetés immédiatement. La position s'aggrave sans cesse. Une consultation a lieu 30 heures après le début des accidents ; les médecins se bornent à prescrire des lavements de bouillon pour soutenir les forces. *Un premier lavement, donné à l'instant, est rendu 5 minutes après par la bouche.* Le Dr Trabuc, étonné de ce phénomène insolite, ne veut d'abord y croire, malgré sa parfaite évidence. Pour se convaincre, il répète l'expérience, ordonne un second lavement composé de mauve et d'huile. *Le résultat est le même;* le doute est désormais impossible : le liquide, rejeté un peu plus tard que précédemment, laisse apercevoir très distinctement, à sa surface, l'huile qui surnage ; de plus, cette fois comme la première, la malade, en vomissant, accuse en termes très énergiques une odeur et une saveur excrémentitielles détestables. Cette sensation avait même été d'abord un motif pour lui faire obstinément refuser le deuxième lavement.... Enfin, après 4 jours de souffrances inouïes, après l'apparition des signes les plus alarmants, au moment où tout espoir semblait perdu, la scène se termine heureusement par l'expulsion, dans les selles, d'une énorme quantité de bile et d'un calcul biliaire ayant la grosseur d'un œuf de pigeon.

Obs. 3. — *Vomissement d'huile à la suite d'injection par l'anus au moyen de l'entéroclysme, dans un cas d'occlusion intestinale.* (D'après Cantani (de Naples). *Il Morgagni*, avril 1879). — Femme âgée de 30 ans. Née à Lipari (Italie). Bonne constitution. Cette femme est constipée depuis quelque temps. En février 1879 elle ressentit, pour la première fois, de fortes douleurs abdominales qui durèrent douze jours. Le Dr Perli fit la palpation du ventre et constata, au niveau de l'angle hépatique du côlon, une tumeur légèrement douloureuse à la pression. La percussion pratiquée à ce niveau donnait une matité presque complète.

Le Dr Perli eut recours aux lavements ordinaires à la magnésie et à la belladone, mais ce traitement n'amena aucun résultat appréciable.

A la suite de cet insuccès des médications ordinaires, la malade fut conduite à la clinique du professeur Cantani. C'est là qu'elle fut soumise à l'entéroclysme. Une seule séance fut suffisante pour triompher de l'obstruction intestinale. On avait injecté environ 1 litre et demi d'huile ordinaire. Une heure environ après l'intervention, la malade *rendit par la bouche une partie du liquide qui avait été administré par l'anus.* — La guérison fut complète.

Obs. 4. — *Occlusion intestinale. — Vomissement d'huile à la suite d'injection au moyen de l'entéroclysme.* — (D'après Cantani (de Naples). *Il Morgagni*, avril 1879). — Il s'agit d'une jeune fille de 20 ans, issue de parents robustes, et malade depuis l'été de 1877. A partir de cette époque, elle ressentit, après chaque repas, des douleurs gastralgiques qui firent croire qu'elle était atteinte d'un ulcère simple de l'estomac.

En 1878, les douleurs s'aggravèrent, la fièvre se déclara et la malade tomba dans un état de dépérissement avancé. Tout ce qu'elle prenait était aussitôt vomi.

En novembre de la même année, elle fut présentée au professeur Cantani, qui constata dans la région iléo-cæcale une tumeur pouvant faire croire à une accumulation ancienne de matières fécales. Les parents déclarèrent en effet au professeur que la jeune fille était généralement constipée et n'allait à la selle que tous les quatre ou cinq jours.

Cantani éloigna donc de son esprit toute idée d'ulcère de l'estomac et porta le diagnostic d'occlusion intestinale par arrêt de matières fécales. Il résolut immédiatement de recourir à l'entéroclysme et injecta dans l'intestin deux ou trois litres d'huile ordinaire. — La première séance ne fut suivie d'aucun résultat; une grande partie de l'huile fut rendue par les voies inférieures, mais sans selles.

Le second jour eurent lieu de légères évacuations alvines. Le troisième jour, pendant l'application de l'entéroclysme, la jeune fille accusait une étrange sensation dans le ventre, et décrivait la marche lente et progressive que l'huile injectée faisait dans son intestin. Elle sentit l'huile arriver dans son estomac, et, en disant : « Dieu! quelle nausée, j'ai envie de vomir », *elle fut prise d'un besoin impérieux de rendre, et vomit environ un demi-litre d'huile.*

L'amélioration ne tarda pas à se déclarer et la guérison fut complète. Cette jeune fille fut donc débarrassée en quelques jours d'une affection qu'elle avait depuis environ quinze mois.

Obs. 5. — *Occlusion intestinale chez un vieillard de 78 ans. — Guérison par l'entéroclysme.* (D'après le Dr Bianchi (in *Sperimentale*, novembre 1880). — S. (Joseph), de Florence, est un vieillard de 78 ans. Il est atteint d'occlusion intestinale par arrêt des matières fécales. Cet état a fait suite à une entérite chronique déjà fort ancienne. Les lavements ordinaires, le calomel et d'autres purgatifs ne purent occasionner aucune selle. Deux séances d'entéroclysme, dans lesquelles on injecta de l'huile ordinaire et de l'eau de mauve, le débarrassèrent complètement de son obstruction.

A la seconde séance, le malade vomit une partie du liquide injecté.

Obs. 6 (*Inédite*). (Résumée, due à l'obligeance du Dr Lesage). — *Choléra avec algidité à forme cyanotique. Infection générale secondaire sans localisation.* — Le nommé M..... (François), âgé de 55 ans, entre à l'hôpital Saint-Antoine (service des cholériques, lit n° 13) le 23 août 1892.

Choléra classique, d'intensité moyenne, avec algidité à forme cyanotique. Rien de spécial à signaler.

Le début de l'affection remonte au 20 août. Traitement : Pas de transfusion intra-veineuse de sérum artificiel. Bains chauds. Solution d'acide lactique. Diète. Deux lavages intestinaux par jour.

Du 23 au 27 août, persistance des symptômes algides qui s'atténuent progressivement. Continuation du même traitement.

Le 27 août, au matin, les symptômes d'algidité existent encore. La peau est froide, surtout aux extrémités qui sont cyanosées.

Température rectale : 37°,2; axillaire : 36°,2.

Le pouls est encore petit, accéléré (95 pulsations par minute).

Légère dyspnée; examen négatif de la poitrine.

Rien d'anormal au cœur.

La langue est sèche et saburrale.

Cessation des vomissements.

Persistance de l'anorexie et d'une légère diarrhée jaune, sans caractères bien évidents.

Abdomen normal, indolore à la palpation.

État normal du foie et de la rate.

Anurie complète.

Absence d'accès balbaires.

Absence de crampes.

Les symptômes algides s'amendent progressivement et l'action passagère des bains chauds devient plus persistante.

27, soir. — L'état du malade a changé depuis le matin. La peau est chaude et recouverte d'une légère sueur. La cyanose a disparu. Température rectale : 37°,6, axillaire : 37°,2.

Le pouls est à 90, mais les pulsations sont plus fortes.

La respiration est plus calme.

Rien n'est changé au point de vue de l'état des voies digestives.

Le malade en sortant du bain a émis une petite quantité d'urine (100 grammes environ) chargée d'albumine et contenant des traces de sucre.

Devant cette amélioration évidente, on pense à l'apparition d'une convalescence franche et légitime.

Cependant, durant la nuit du 27 au 28 août, le malade n'a pas éprouvé le bien-être habituel de la convalescence; il a eu de l'insomnie avec quelques cauchemars et un peu d'agitation.

28, matin. — La fièvre, qui a débuté pendant la nuit, persiste à ce moment. La peau est chaude, en moiteur. T. rectale 39°,2; axillaire 38°,4.

Le pouls est à 100, de force et d'amplitude normales.

Ce qui frappe principalement en examinant ce malade, c'est la turgescence du visage, avec larmoiement, saillie des veines, céphalalgie frontale. Le malade est alcoolique et il y a tout lieu de croire que cet aspect spécial de la figure tient à l'intoxication alcoolique.

La fièvre et l'état des pupilles, qui sont normales, éliminent toute idée d'urémie, malgré l'émission de 150 grammes environ d'urine chargée d'albumine. Tout convalescent de choléra présente en effet cette albuminurie. On suppose donc une infection secondaire, dont l'examen des viscères ne permet pas de fixer la localisation.

Rien aux poumons, au cœur, ni au foie, ni à la rate.

Les voies digestives seules présentent encore un reliquat de la maladie cholérique : anorexie, légère diarrhée sans caractères. Mais il n'y a pas de vomissements. Le ventre est normal.

Le diagnostic d'infection secondaire est porté, vu l'existence de cet état fébrile sans localisation.

Traitement : potion de Todd ; diète.

Durant la journée du 28, le malade reste assoupi et présente une respiration bruyante et un peu accélérée.

Le soir : persistance de l'état infectieux et fébrile. T. rectale : 39°,4 ; axillaire : 38°,4.

Pouls à 100, accéléré, sans autres caractères.

État stationnaire des autres symptômes infectieux, sans localisation ; cependant le malade est plongé dans un état d'adynamie plus marqué que le matin.

Légère diarrhée : 3 selles.

29, matin. — Durant la nuit, le malade est resté assoupi et a présenté un peu de délire léger. T. rectale : 38°,0 ; axillaire : 37°,8.

Dans la journée : état stationnaire ; persistance de l'état infectieux. Anorexie. Légère diarrhée : 2 selles.

Le soir : T. rectale : 39°,2 ; axillaire : 38°,2.

30. — Amélioration.

Cette amélioration n'a fait que s'accentuer les jours suivants.

Lavages de l'intestin (1). — Du 24 au 27 août, on fit, par jour, à ce malade, deux lavages complets de l'intestin avec 6 à 7 litres d'eau à 40°, renfermant 6 grammes de tannin par litre. Le bock ne fut pas élevé à plus de 30 centimètres au-dessus du plan du lit ; le liquide s'écoula lentement, mais sans interruption. Il est à noter que chez ce malade l'introduction de la sonde exigeait un certain temps de tâtonnement.

Vers le troisième litre et demi, le malade à chaque lavage souffrait beaucoup de l'abdomen. L'écoulement du liquide restant régulier et la pression étant toujours peu élevée, on continuait le lavage et la douleur ne tardait pas à disparaître.

D'autre part, dès le quatrième litre, le malade était pris de vomissements analogues à ceux qu'il avait dans l'intervalle des lavages, et coïncidant avec les coliques abdominales ; aussi n'avons-nous pas attribué une grande valeur à ce symptôme, en tant que signe révélateur de la pénétration du liquide dans l'estomac.

Obs. 7 (*Inédite*). (Résumée, due à l'obligeance du Dr Lesage.) — La nommée T. S., âgée de cinquante-huit ans, entre à l'hôpital Saint-Antoine, service des cholériques, salle Moiana, lit n° 6, le 4 septembre 1892, au matin.

(1) Voir au chapitre spécial la description plus complète du manuel opératoire.

La maladie a débuté la veille au soir.

Choléra type. Algidité à forme cyanotique.

TRAITEMENT. — Médication lactique, et balnéation chaude continue. Deux lavages de l'intestin.

4 heures du soir. — Amélioration. La température rectale et la température axillaire tendent à se relever. L'algidité s'amende.

Dans la nuit, la température continue à se relever et dans le rectum et dans l'aisselle : A minuit, nous notons 38°,2 dans le rectum, et 36°,8 dans l'aisselle.

La malade n'urine pas, malgré la balnéation chaude.

Le pouls est à 106; les battements du cœur sont mieux frappés qu'à l'entrée de la malade.

La peau et les extrémités se réchauffent; la teinte cyanique diminue. Le facies prend un peu d'animation; la voix revient. En un mot, les symptômes algides s'amendent, et l'on pense à la convalescence proche.

On continue la balnéation.

Quant aux vomissements et à la diarrhée, ils ont simplement présenté une diminution notable, surtout depuis la soirée.

5 septembre, 8 heures du matin. — Le reste de la nuit a été agité; le sommeil a été troublé par un léger délire.

Au moment de la visite du matin, cette agitation a complètement disparu. La malade est prostrée, dans un état d'adynamie très marqué; les membres soulevés retombent inertes. La somnolence est absolue.

Il n'y a ni contracture, ni convulsions, ni paralysie.

Les yeux sont normaux : la pupille ne présente pas le plus léger myosis.

Le pouls est petit, accéléré; les battements du cœur sont faibles. Il n'existe ni arhythmie, ni souffles cardiaques; pas de péricardite.

Aucune émission d'urine. Absence de rétention.

Tout symptôme algide a disparu. La température est à la normale dans l'aisselle et à 38°,6 dans le rectum. Cependant la malade est loin de présenter les symptômes de la convalescence.

On cherche la cause de cet état d'adynamie dans l'examen des organes et on ne trouve aucune localisation.

La langue et la bouche sont sèches et noirâtres (langue rôtie). La gorge est normale.

La respiration présente de l'accélération : 55 mouvements respiratoires par minute. Les poumons sont normaux; aucun signe de pleurésie.

Les vomissements ont cessé, mais on note quelques hoquets. La diarrhée est légère et a perdu le caractère des selles cholériques; durant la journée, on a changé trois fois la malade.

Le ventre est normal, non tympanisé; il n'existe pas de gargouillement.

La rate et le foie sont normaux.

Il n'y a pas d'érythème.

Durant la journée, persistance de l'adynamie et de la somnolence.

Le soir, on procède à un nouvel examen et on ne trouve aucune explication de cet état infectieux. On ne pense pas à l'urémie, car il y a de la fièvre : température axillaire : 38°,4; rectale : 38°,8.

Les pupilles sont normales.

Les battements du cœur sont accélérés et faibles.

La malade émet 100 grammes d'urine albumineuse; on ne trouve pas de traces de sucre.

Nous sommes en présence d'une réaction adynamique; la somnolence et l'adynamie ne font que s'accentuer dans la nuit du 5 au 6 septembre, et le 6, à 8 heures et demie du matin, la malade meurt.

L'autopsie est faite aussitôt après la mort et les organes sont ensemencés de suite, suivant les procédés classiques.

On ne trouve aucune lésion évidente.

Lavages de l'intestin. — Dès l'entrée de la malade à l'hôpital, on pratique un grand lavage de l'intestin de la manière suivante : à l'aide d'un bock, placé à 20 centimètres de hauteur et contenant 3 litres de liquide antiseptique (solution de tannin à 10 p. 1000) à la température de 40°, on injecte dans le rectum un grand lavement au moyen d'une sonde un peu ferme enfoncée jusqu'à l'origine du côlon transverse.

La malade est inclinée sur le côté droit et le lavement est administré avec une certaine lenteur en observant le niveau d'eau du bock. Quand ce niveau cesse de descendre, on élève l'appareil, jusqu'à ce qu'il soit à 40 centimètres au-dessus du plan du lit.

Une fois les trois litres écoulés, on remplit de nouveau le bock, une seconde fois, puis une troisième fois. Mais vers le sixième litre et demi, la malade éprouve des nausées sans vomissements et quelques coliques assez vives. On retire l'appareil. Le lavage est terminé.

Un second lavage est pratiqué vers 5 heures du soir. Même quantité de liquide; mais la malade vomit, alors que le matin elle avait seulement éprouvé des nausées.

Réflexions. — Il est certain que, du fait même de la quantité de 6 litres et demi, la valvule de Bauhin a été franchie.

A la suite de ces deux lavages, unis à la balnéation chaude, il y eut une notable amélioration des troubles digestifs, si bien que le 4 au soir la température avait remonté et que l'algidité s'était amendée.

Obs. 8 (*Inédite*). (Résumée, due à l'obligeance du Dr Lesage.) — A son entrée, le 7 septembre 1892, salle Bazin, lit n° 5, le nommé M... (Émile), âgé de 47 ans, présente tous les signes d'une attaque de choléra, dont le début remonte à la veille.

Tableau complet de l'algidité cyanotique.

Tempér. rectale : 36°; tempér. axillaire : 35°,2.

Nous n'étudierons pas en détail les signes de cette algidité, nous nous limiterons à l'étude des symptômes digestifs, qui sont intenses : les vomissements sont incessants, caractérisés par le rejet de liquide abondant. Ils sont accompagnés de hoquet intermittent et d'une violente douleur épigastrique.

L'abdomen est mou, affaissé; la diarrhée est intense (15 à 20 selles depuis la veille); elle est aqueuse, contenant des grains riziformes en notable quantité. L'examen bactériologique permet de reconnaître l'existence du bacille virgule. Les coliques sont légères.

Dès l'entrée du malade, on pratique une transfusion intra-veineuse de sérum artificiel qui relève l'état général du malade.

Traitement des troubles digestifs : glace, diète absolue, solution lactique.

Dès que la transfusion est terminée, on soumet le malade au grand lavage de l'intestin, à l'aide de 6 litres d'eau à 40°, contenant 1 gramme d'acide lactique par litre. Le bock est maintenu de telle sorte que la surface du liquide qu'il contient soit à 30 centimètres environ au-dessus du liquide qui s'écoule par la sonde rectale.

Ce lavage est un peu douloureux et réveille un peu les coliques; cependant le malade le supporte bien.

Avant, pendant et après ce lavage, le malade vomit. Nous ne pensons pas à attribuer grande importance à ces vomissements au point de vue du lavage.

Vers le sixième litre, le malade accusant une augmentation notable des coliques, nous retirons la sonde et un flot de liquide (la totalité du lavage) s'échappe avec violence par l'anus.

Durant la journée, la diarrhée a notablement diminué (5 selles seulement).

Le 7, au soir, nouveau lavage fait dans les mêmes conditions que le précédent.

Le 8, trois selles pendant la nuit.

Au matin, nouvelle transfusion intra-veineuse de sérum artificiel, vu le retour des accidents généraux de l'algidité.

Tempér. rectale : 36°,4; tempér. axillaire : 35°,8.

Nouveau lavage

Le soir, persistance des symptômes algides, malgré l'amélioration passagère obtenue à l'aide de la transfusion.

Le malade a eu deux selles seulement pendant la journée. Il y a donc une diminution évidente des troubles digestifs, malgré la persistance de l'algidité.

Les vomissements persistent avec la même intensité, malgré les lavages de l'intestin.

On fait une nouvelle irrigation intestinale et pendant la nuit, le malade n'a qu'une selle diarrhéique.

Le 9 septembre, au matin, les symptômes algides prennent de plus en plus d'intensité et le malade meurt.

Conclusion. — Ces lavages ont présenté une action manifeste sur la diarrhée, mais n'ont nullement agi sur les vomissements ni l'algidité.

Obs. 9 (*Inédite*). (Résumée, due à l'obligeance du Dr Lesage.) — *Choléra. — Urémie de la convalescence.*

La nommée G... (Marie), âgée de 46 ans, entre le 30 septembre 1892 à l'hôpital Saint-Antoine, service des cholériques, salle Moïana, lit n° 5.

A son arrivée, elle présente tous les signes de l'algidité cholérique, à forme cyanotique (hypothermie axillaire à 34°, température rectale normale, cyanose totale, refroidissement, anurie, absence de pouls et de battements cardiaques, douleur épigastrique, dilatation pupillaire, dyspnée sans lésion). De plus, on note des vomissements et de la diarrhée abondante à type cholérique. Présence du bacille virgule en petite quantité.

La transfusion intra-veineuse de sérum artificiel, pratiquée aussitôt suivant la méthode de M. le professeur Hayem, donne une amélioration passagère qui se maintient cinq heures. On fait aussi deux lavages de l'estomac avec la solution d'acide lactique.

Dans la nuit du 30 septembre au 1er octobre, on a recours pour la deuxième fois à la transfusion intra-veineuse de sérum artificiel qui donne, cette fois, une amélioration plus durable.

Vers la fin de l'après-midi du 1er octobre, la malade, soumise à la balnéation, reprend de la chaleur, et la cyanose s'efface. A la sortie du bain, émission de 300 grammes d'une urine boueuse, contenant de l'albumine et des traces de sucre. Les vomissements ont cessé, la diarrhée existe encore, mais très légère. On augure la convalescence rapide.

Nuit du 1er au 2 octobre : bonne.

Cependant, le 2 au matin, malgré la disparition de tout symptôme d'algidité, malgré l'émission d'urine, et aussi l'absence de fièvre et par conséquent d'infection, notre cher maître, M. Hanot, émet l'idée de mauvaise convalescence, de « rein qui ne va pas », de rein « qui reste altéré ». En effet, nous ne pouvions nous fier sur l'urine de la convalescence et sur l'albuminurie qui est observée dans la majorité des cas de convalescence cholérique normale. Cinq signes importants existaient, caractéristiques de l'urémie :

a. Le myosis permanent, qui a fait suite à la dilatation algide des jours précédents ;

b. La dureté du pouls (qui cependant est petit, serré, battant 80) ainsi que de la contraction du myocarde, dont les battements sont secs, sans souffle et sans bruit de galop ;

c. La somnolence dans laquelle est plongée la malade. Au lieu de trouver une convalescente éveillée, demandant à manger (car, dans le choléra, le retour à la santé est souvent aussi rapide que le début de la maladie), nous étions en présence d'une malade endormie, somnolente ; l'excitation n'interrompait pas la torpeur d'une façon durable : la malade poussait seulement quelques plaintes, grimaçait un peu et se retournait de l'autre côté du lit, ne demandant qu'à obéir au sommeil ;

d. L'absence de fièvre. La température est normale, il n'y a point d'infection ;

e. La pâleur de la peau.

Le diagnostic porté par M. Hanot et nous-même est : urémie de la convalescence.

Journée du 2. — État persistant.

La malade n'urine plus. On la sonde le soir, et on retire 300 grammes d'urine albumineuse, sans sucre.

Tout symptôme digestif a disparu. Aucune selle.

3 *octobre*. — État stationnaire dans la journée.

Le soir, la malade meurt sans s'être réveillée et après avoir présenté un peu de dyspnée.

L'autopsie est faite immédiatement après la mort. Tous les organes sont pâles : foie, rate, reins. Et comme, au même moment, nous pratiquions l'autopsie d'un cholérique algide, nous avons été frappé de cette pâleur.

Aucune lésion d'organes.

La vésicule biliaire contient un peu de bile jaune, neutre.

Le tube digestif est normal, toutefois un peu pâle. Il ne renferme que très peu de matières fécales diarrhéiques.

Le cœur est en systole.

Le rein, pâle en toutes ses zones, a l'aspect du rein blanc, mais est normal en volume et en poids. Il n'y a eu aucun envahissement cadavétique par les microbes, l'autopsie ayant été faite aussitôt après la mort.

Conclusion : le rein est altéré. Néphrite parenchymateuse. Mort en urémie comateuse.

Lavages de l'intestin. — Dès l'entrée, et de suite après la transfusion intra-veineuse de sérum artificiel et un lavage de l'estomac à l'acide lactique, on avait pratiqué chez cette malade un lavage de l'intestin avec 6 litres et demi d'une solution de tannin à 10 grammes pour 1000 et à 39°.

Ce lavage a été effectué à l'aide d'une sonde œsophagienne qui a été introduite dans le rectum et a pénétré jusqu'au tiers gauche du côlon transverse. La sonde a été réunie, par l'intermédiaire d'un long tube en caoutchouc, avec un bock qu'on a maintenu à 30 centimètres de hauteur. L'écoulement de liquide s'est fait lentement ; l'abdomen s'est peu à peu distendu.

Vers le cinquième litre, la malade qui, jusque-là, n'avait ressenti que de légères coliques, a eu quelques nausées et a vomi un peu de liquide. On n'y a attribué aucune importance, la malade vomissant déjà du fait de l'affection cholérique.

Vers le sixième litre, les coliques sont devenues plus vives et ont nécessité le retrait de la sonde. Immédiatement, un abondant flot de liquide s'est échappé par l'anus et l'abdomen s'est affaissé.

Le 1er octobre, un nouveau lavage intestinal avait été pratiqué dans les mêmes conditions.

Réflexions. — On peut attribuer à ces lavages de l'estomac et de l'intestin, unis aux deux transfusions de sérum, l'amélioration rapide des troubles digestifs mentionnée dans l'observation.

Il est un fait certain, c'est que la quantité de liquide injecté (6 litres) a été telle que la valvule iléo-cæcale s'est laissée franchir et que la solution s'est répandue dans l'intestin grêle.

On ne peut se baser sur l'existence des vomissements pour penser à la pénétration d'une partie du liquide dans l'estomac, car l'essence même de la maladie cholérique est de provoquer ce symptôme.

Obs. 10 (*Personnelle*). — *Expérience sur le cadavre.* — Homme de 35 ans.

Tympanisme abdominal. — *Ascite* (controlée lors de l'incision de la paroi abdominale : il s'échappe environ 1 litre de liquide transparent, dont la couleur se rapproche sensiblement de celle de l'urine).

La hanche gauche du cadavre est soulevée à l'aide d'un billot, de manière à placer le cæcum dans une situation déclive.

La sonde de Debove est introduite dans le rectum. Le tympanisme abdominal est si marqué qu'il empêche de suivre par la palpation l'extrémité de la sonde dans les anses intestinales.

Quand la sonde a pénétré profondément (environ les trois quarts de sa longueur) on y adapte un tube de caoutchouc auquel est ajuté un entonnoir en verre. 5 litres de liquide sont versés dans l'entonnoir; le niveau de ce liquide dans l'entonnoir est maintenu à 20 centimètres audessus d'un plan horizontal passant par la ligne médiane du corps. L'eau s'écoule lentement et sans interruption. La seule difficulté résulte de l'occlusion imparfaite du rectum par les tampons de ouate.

Quand tout le liquide a pénétré dans l'intestin, on incise la ligne blanche et l'on constate que la valvule a été franchie. Les anses intestinales, congestionnées sur presque toute leur étendue, ne permettent pas de constater, par transparence, la présence de l'eau sur toute leur longueur; c'est seulement par places que l'on parvient à constater que, dans l'intestin grêle, les anses renferment une couche de liquide notable (un tiers environ du diamètre de l'anse).

On pratique alors une incision sur la paroi externe du cæcum pour examiner l'aspect de la fente iléo-cæcale : à l'état flasque, l'orifice est linéaire et a une longueur de 20 millimètres. La longueur maxima déterminée par des tractions faites suivant le grand axe de la boutonnière est de 35 millimètres; la largeur maxima obtenue par des tractions faites suivant un axe perpendiculaire au premier est également de 35 millimètres.

On fait ensuite une section du gros intestin sur le trajet du côlon ascendant, et une autre sur l'iléon.

Le côlon est alors fixé à un robinet dont le débit peut être gradué; avec une faible pression comme avec une forte pression la valvule ne se laisse pas franchir par le liquide.

Réflexions. — Nous sommes donc en présence d'un cas où les pièces retirées de l'abdomen nous ont donné un résultat négatif, alors qu'en place sur le cadavre le résultat avait été positif.

Ce fait est en opposition avec cette opinion émise par M. le professeur Debierre (de Lyon) (1), à savoir : « que la valvule est plus souvent suffisante quand les intestins sont laissés en place dans l'abdomen que lorsqu'ils sont sortis du ventre, dévidés et étalés sur la table d'amphithéâtre. »

Nous n'avons pu saisir la cause qui a déterminé cette diversité dans nos résultats.

(1) *Lyon, médical*, 1885, n° 45.

Obs. 11 (*Personnelle*). — *Expérience sur le cadavre.* — L'abdomen est ouvert, et l'on sépare le rectum et l'S iliaque par une section transversale qui passe à l'union de ces deux régions du gros intestin. La sonde est alors introduite dans l'S iliaque et elle est poussée graduellement et sans effort jusqu'à ce qu'un obstacle s'oppose à sa marche en avant, on voit alors que son extrémité est arrêtée au niveau du coude qui résulte de l'union, à angle droit, du côlon descendant et du côlon transverse.

Le tube en caoutchouc et l'entonnoir sont alors adaptés à la sonde fixée elle-même par une ligature à l'S iliaque pour éviter tout retour du liquide et pour mieux observer ce qui va se passer dans les anses intestinales.

Comme précédemment, le cæcum est dans une situation déclive.

On verse de l'eau dans l'entonnoir; le niveau de cette eau est maintenu à 20 centimètres au-dessus d'un plan horizontal passant par l'extrémité de la sonde. Le liquide s'écoule lentement. Deux litres ont pénétré lorsque le débit s'arrête. L'examen direct des organes permets de constater que le cæcum renferme du liquide. La tension de cet organe contraste même avec l'état de flaccidité de l'iléon qui a conservé une forme rubanée et dans lequel il ne pénètre pas une goutte de liquide.

L'entonnoir est alors élevé à 80 centimètres; le résultat est encore négatif.

Donc : à faible comme à forte pression, la valvulve s'est opposée au passage rétrograde du liquide.

Réflexions. — Peut-être faut-il, dans ce cas particulier, attribuer l'insuccès à une anomalie que présente le côlon transverse? Cette portion du gros intestin n'a pas, en effet, la direction transversale qu'on observe ordinairement : à quelques centimètres de son origine, le côlon transverse s'infléchit brusquement au-devant de la masse intestinale et, après un trajet de 10 centimètres, remonte jusqu'au voisinage de l'angle qu'il forme avec le côlon ascendant. La présence de cet U intestinal interposé sur le trajet du côlon transverse, peut modifier les conditions de passage du liquide qui doit franchir trois obstacles, trois coudures supplémentaires. Le liquide qui remplissait la partie la plus déclive de la coudure anormale a pu s'opposer à l'issue des gaz que renfermait le cæcum; il en est résulté une tension du cæcum favorable à l'occlusion valvulaire.

Cette hypothèse ne s'est pas trouvée vérifiée par les essais tentés sur les pièces détachées: la faible et la forte pression sont demeurées successivement, sans résultat, quelle qu'ait été la position donnée au cæcum par rapport à l'iléon.

Toutefois avec une faible pression (eau versée lentement dans le cæcum à l'aide d'un entonnoir) on a pu faire passer le liquide du gros intestin dans l'intestin grêle en soulevant légèrement la paroi postérieure du cæcum avec la paume de la main, mouvement qui déterminait un froncement des lèvres de la valvule. En augmentant la pression, le cæcum s'est distendu; il se portait en masse en avant quand on le soulevait avec la main, ce qui s'opposait au froncement valvulaire et par conséquent au passage du liquide qui, à plusieurs reprises, n'a pas pu être observé avec cette forte pression.

Obs. 12 (*Personnelle*). — *Expérience sur des pièces.* — Résultat négatif aussi bien avec la faible qu'avec la forte pression, quelle qu'ait été la position (horizontale, déclive, supérieure) donnée au cæcum par rapport à l'intestin grêle.

Obs. 13 (*Personnelle*). — *Expériences sur le cadavre et sur les pièces anatomiques.* — Homme de quarante-sept ans, atteint d'ascite.

La sonde introduite dans le rectum pénètre de 20 centimètres et ne peut cheminer plus loin; elle éprouve une résistance telle que nous pensons que son extrémité s'est recroquevillée ce que nous contrôlons en enlevant, car elle a conservé sa courbure au niveau de l'orifice qui la termine.

Redressée, elle est fixée par une ligature sur l'S iliaque au niveau duquel nous faisons une section transversale.

A l'ouverture de l'abdomen, il s'écoule environ 1 litre et demi de liquide ascitique. Le gros intestin présente un aspect généralement rétracté.

Le liquide, coloré au violet de méthyle, que nous versons par l'entonnoir maintenu à 20 centimètres à peine au-dessus du niveau du paquet intestinal, s'écoule lentement sans que les anses se déroulent: elles se gonflent seulement sur place. Peu à peu le liquide pénètre *sans la moindre augmentation de pression.* Deux litres et demi ont été versés quand nous constatons que la valvule a été franchie et que le liquide se répand lentement et progressivement dans les anses de l'intestin grêle où les gaz surmontent, comme à l'ordinaire, la couche aqueuse. Les anses n'étant pas disposées sur un même plan horizontal, il en résulte, pour les niveaux d'eau, une véritable disposition en gradins.

A 3 litres et demi, le liquide coloré commence à s'écouler nettement par la bouche du cadavre. Nous versons encore un demi-litre, qui passe lentement d'abord, puis plus vite quand nous soulevons l'entonnoir, comme si les résistances avaient été vaincues, dans le canal intestinal désormais amorcé.

Sur les pièces détachées du corps, le liquide ne passa pas plus à faible pression qu'à forte pression. Une condition anatomique doit donc régir ce passage ?

Du côté de la valvule nous n'avons rien noté de particulier.

Nous avons pris la longueur et la capacité du gros intestin qui, nous l'avons vu, était généralement rétracté. Sa longueur était de 1m,51 ; sa capacité était égale à 2 litres.

Quant à l'intestin grêle, il nous a donné les chiffres suivants :

Longueur : 6m,98.

Capacité : 4 litres 625.

Obs. 14 (*Personnelle*). — *Expériences sur des pièces anatomiques.*

1° Le fond du cæcum étant maintenu fixé à l'aide d'une érigne, si, avec une pince, on exerce sur le mésentère de l'angle iléo-cæcal supérieur une traction dirigée suivant la bissectrice de cet angle, la valvule se ferme par accollement de la lèvre inférieure sur la lèvre supérieure. La lèvre inférieure semble donner insertion à une bride qui passe derrière l'angle iléo-cæcal supérieur et vient se fixer sur elle.

2° Si on maintient fixe le ligament supérieur du cæcum et si on tire l'intestin grêle de dehors en dedans (par rapport à la ligne médiane du corps), on détermine un entre-bâillement de la valvule.

3° Du liquide arrivant dans le cæcum pèse sur le fond de l'organe et relâche le ligament inférieur tandis que le supérieur se tend. Le ligament supérieur fixant alors le cæcum, le liquide fait basculer le fond de l'organe de telle sorte que l'intestin grêle paraît être dans le prolongement du gros intestin.

4° Les lèvres de la valvule, qui étaient à peine saillantes dans la cavité du gros intestin avant que la pièce ait été mise dans un liquide conservateur, ont acquis dans ce dernier (alcool et solution de chloral à 10 p. 100, parties égales) une forme spéciale, celle d'un véritable « bec de canard ».

Obs. 15 (*Personnelle*). — *Expériences sur des pièces anatomiques.*

Il s'agit d'un cæcum qui, à l'état frais, présentait une saillie si légère des lèvres de la valvule que la mensuration était impossible. Cette pièce ayant séjourné dans un mélange, à parties égales, d'alcool dénaturé et d'une solution de chloral à 10 p. 100, les lèvres devinrent très saillantes, comme dans le cas précédent, mais ici la longueur de la valve supérieure l'emportait de beaucoup sur celle de la valve inférieure.

Un autre cæcum fut conservé dans les mêmes conditions. Les lèvres de la valvule, qui formaient un relief très peu apparent sur le cadavre, devinrent très proéminentes (surtout la supérieure) dans le liquide conservateur; elles donnaient l'illusion d'un col utérin dont la lèvre inférieure serait la moins saillante.

Un troisième cæcum fut mis dans le même liquide ; après un séjour de quarante-huit heures, les lèvres valvulaires étaient devenues saillantes, mais présentaient un relief sensiblement égal.

Nous basant sur ces faits, nous croyons pouvoir dire que, seules, les pièces observées sur le cadavre peuvent nous renseigner utilement sur l'aspect de la boutonnière iléo-cæcale.

Obs. 16 (*Personnelle*). — *Expérience sur le cadavre.* — Femme de cinquante ans.

Une faible pression (25 centimètres) a permis le passage du liquide à travers la valvule iléo-cæcale; le manuel opératoire n'a pas différé de celui précédemment décrit.

Obs. 17 (*Personnelle*). — *Expérience sur le cadavre.* — Femme de quarante-cinq ans.

Dans ce cas, où la faible pression elle-même avait donné un résultat négatif, nous avons fait sur la paroi externe du cæcum, qui était très distendu, une petite boutonnière à l'aide d'un scalpel. Du gaz s'est échappé. Une ligature a été jetée sur l'intestin pour rapprocher les lèvres de l'incision et depuis, le passage du liquide à travers la valvule a pu s'effectuer en employant une pression de 30 centimètres environ.

Ce fait semblerait démontrer que l'accumulation de gaz dans le cæcum, due à l'arrivée brusque du liquide quand on se sert de la forte pression, détermine l'accollement des lèvres de la valvule par la distension exagérée de l'organe.

Obs. 18 (*Personnelle*). — *Expérience sur le cadavre.* — Garçon de trois ans et demi. Taille 96 centimètres.

(Expérience et autopsie trente-six heures après la mort occasionnée par le croup.)

La sonde œsophagienne pénètre d'abord assez facilement; nous ne forçons pas son introduction quand nous nous sentons arrêté par un obstacle dont nous cherchons à déterminer le siège en palpant la paroi abdominale antérieure. L'absence de météorisme rend facile ce procédé d'investigation; nous sentons l'extrémité de la sonde au-dessous des fausses côtes gauches, et nous pouvons même nous rendre compte qu'elle tend à s'incurver quand nous voulons faire pénétrer plus loin l'instrument; aussi n'insistons-nous pas davantage.

Nous versons alors dans l'entonnoir 500 centimètres cubes d'eau;

l'écoulement, d'abord régulier, s'arrête quand 400 centimètres cubes ont passé. Il faut noter, que 100 grammes d'eau environ se sont échappés par l'anus, bien que nous cherchions à tenir les parties molles au contact de la sonde avec notre main gauche qui exerce une pression assez forte, mais incapable de s'opposer au retour du liquide.

Nous augmentons alors la pression en soulevant l'entonnoir, mais le résultat reste aussi négatif qu'avec la pression précédente qui était de 25 centimètres. Il est difficile d'empêcher, avec la main, la sortie du liquide par l'anus.

La sonde est alors retirée et nous faisons l'autopsie de l'enfant pour procéder à l'examen des organes. Nous constatons que le côlon transverse affecte, au-dessus de la masse de l'intestin grêle, la forme d'un S italique renversé ; l'estomac n'est pas apparent. Le côlon ascendant et le cæcum, qui renferment encore un peu du liquide de l'injection, occupent leur situation ordinaire à droite et sont sensiblement verticaux. Le coude que forment le côlon ascendant et le côlon transverse est masqué par quelques anses du petit intestin.

Au niveau de son œil, la sonde avait conservé un certain degré d'incurvation. Les matières fécales ne l'avaient pas obturée.

L'intestin grêle est vide de liquide ; le cæcum en contient peu. Nous dévidons l'intestin et recherchons sa longueur et sa capacité.

L'intestin grêle a $5^m,27$ de longueur et contient 1900 centimètres cubes d'eau. Son diamètre, sensiblement égal sur son trajet, mesure 20 millimètres.

Le gros intestin renferme, par places, des matières fécales durcies, plus liquides dans l'ampoule rectale, probablement du fait de l'injection. Il mesure $1^m,02$ de longueur et a une capacité de 1600 centimètres cubes. Au niveau du côlon, le diamètre égale 3 centimètres ; au niveau de l'ampoule rectale, très dilatée, il est de 4 centimètres.

L'expérience répétée sur le cæcum et l'iléon isolés démontre la suffisance parfaite de la valvule iléo-cæcale, aussi bien à faible pression qu'à forte pression.

CONCLUSIONS

I. La valvule iléo-cæcale n'a pas toujours la suffisance parfaite que lui attribue la majorité des auteurs. Elle peut être franchie par des liquides.

II. Les conditions favorables au passage du liquide du gros intestin dans l'intestin grêle sont de divers ordres et relèvent de la grande quantité de liquide injecté, de la faible pression employée, de la position donnée au malade.

III. Cependant, malgré la mise en œuvre de ces différentes conditions, la valvule peut rester suffisante pour des raisons qui manquent encore de sanction définitive et dont nous venons de donner une étude critique.

INDEX BIBLIOGRAPHIQUE

ALBINUS (B. S.) : De valvula coli. Acad. anat., t. I; lib. II, cap. 11.

ALDIBERT : Revue mensuelle des maladies de l'enfance. Janvier 1892.

ALEXEIEF : Wratch, 1892, n° 37.

ASHHURST (John) : Encyclopédie internationale de chirurgie, 1886, t. VI. Art. : OBSTRUCTION INTESTINALE. Traduction G. Poinsot.

AUTHENAC : Manuel méd. chir., 1829. — Art. : Ileus.

BAGINSKY : Traité des maladies des enfants. Trad. par L. Guinon et L. Romme. Paris, 1892, t. I, p. 7.

BARDELEBEN : Archiv für path. Anat., 1849.

BARRALLIER (de Toulon) : Article : LAVEMENTS. In Dict. Jaccoud.

BARTHEZ (P.J.) : Nouv. obs. sur les coliques iliaques, etc. Mém. de la Soc. méd. d'émulation, 1800, t. III, p. 401; Mém. sur les fluxions. Montpellier, 1816.

BAUHIN (G.) : Theatr. anat. Francfort, 1605.

BAUR : Berlin. klin. Wochenschrift, 1892, n°s 33, 34, 35. Gaz. hebd. de méd. et de chir., 15 oct. 1892.

BEAUNIS : Nouveaux éléments de physiologie humaine, 1888.

BÉCLARD (J.) : Traité élémentaire de physiologie, 1886.

BÉRAUD : Manuel de physiologie. Paris, 1853, p. 187.

BESNIER (E.) : Étude sur le diagnostic et le traitement de l'occlusion dans la cavité de l'abdomen. Thèse de Doctorat. Paris, 1857.

BIANCHI : In Sperimentale. Novembre 1880.

BLACHEZ : In Dictionnaire Dechambre, 1887. — Article : OBSTRUCTION INTESTINALE.

BONATI (A.) : Annali univer. di medicina. Oct. et nov. 1834. — Archiv. gén. de méd. Janvier 1835. — Gazette médicale de Paris, 1835, n° 1.

BOURCY : Soc. méd. des hôpitaux. Séance du 4 nov. 1892. — Semaine médicale, 9 novembre 1892.

BROCA (A.) : L'anatomie du cæcum et les abcès de la fosse iliaque. In Gazette hebdomadaire de méd. et de chir., 14 sept. 1888.

BROCHIN : In Dictionnaire Dechambre. — Article : LAVEMENTS.

BUCQUOY : Recherches sur les invag. morbides de l'intestin grêle et sur les caractères qui les distinguent de celles du gros intestin. Soc. méd. d'obs. de Paris, 1857, p. 181.

Bulteau : De l'occlusion intestinale au point de vue du diagnostic et du traitement. Thèse de Doctorat. Paris, 1878.

Bureau : Essai sur la signification du cæcum. Thèse de Doctorat. Paris, 1877.

Cantani (Arnaldo) : Des indications de l'entéroclysme dans les maladies de l'intestin. Il Morgagni. Avril 1878. — Deux cas de vomissements d'huile à la suite de l'entéroclysme. Il Morgagni. Avril 1879. — Deux nouvelles indications de l'entéroclysme. Il Morgagni. Avril 1879. — Injections d'acide tannique dans le choléra. Cent. f. d. med. Wiss., 1864; n° 44. — Résultats du traitement du choléra par l'hypodermoclyse et l'entéroclyse dans l'épidémie de Naples de 1884. Il Morgagni. Juin-juillet 1885. — Traitement du choléra. Berlin. klin. Wochens., 11 oct. 1886. — Toxicité des bacilles du choléra. Assemblée des natur. et méd. allemands. Berl. klin. Wochens., 11 oct. 1886. Sem. méd., 13 oct. 1886. — De l'entéroclysme. Riforma medica, 5 mai 1887. — Antisepsie intestinale (entéroclysme). Deutsch. med. Zeitung, 1890, n° 43. 9e Congrès de méd. int. tenu à Vienne. Sem. médicale, 30 avril 1890. Médecine moderne, 1er mai 1890. — Lavement contre l'hyperthermie de la fièvre typhoïde. Berl. klin. Wochens. Août 1890. Sem. méd., 20 août 1890, p. 146 (des annexes). Gaz. hebd. de méd. et de chir., 18 oct. 1890. — Traitement du choléra. Berl. klin. Wochens., 12 sept. 1892. — Bulletin médical, 14 sept. 1892.

Chauffard : Les ictères infectieux bénins. In Traité de méd. Charcot, Bouchard, Brissaud, t. III, 1892.

Cloquet (J.) : Anatomie de l'homme, t. V, p. 681. Paris, 1831.

Collignon : Journ. de méd. et de chir. pratiques, 10 déc. 1893. Médecine moderne, 24 janvier 1894.

Colson : De la méthode intestinale. Thèse de Doctorat. Paris, 1867.

Courtois-Suffit : Traité de méd. Charcot, Bouchard, Brissaud, t. III. Art. : Occlusion intestinale, 1892.

Cruveilhier (J.) : Traité d'anatomie descriptive, 1852, t. III.

Cruveilhier et Marc Sée : Traité d'anatomie descriptive, 1874, t. II.

Cunningham : Cité in Journal de méd. de l'Ouest. Nantes, 1873, p. 145.

Daubiac (J.) : Irrigation totale et antiseptique du tube digestif. — Progrès médical, 30 sept. 1893.

Debierre (Ch.) : La valvule de Bauhin. Lyon méd., 1885, t. L. — Traité élémentaire d'anat. de l'homme, 1890, t. II.

Demelin : Cours sur les maladies du nouveau-né, Paris, nov-déc, 1892.

Desprès (A) : In Dict. Jaccoud. — Art. : Intestins, 1874.

Dieulafoy : Manuel de pathologie interne, 1894, t, II, p. 581. Art. : Occlusion intestinale.

Dominicis (Nicola de) : Il Morgagni, 1870.

Dujardin-Beaumetz : Dict. de thérap. 1885, t. II, p. 523. — Leçons de clinique thérapeutique, 1891, t. I, p. 707. — Bulletin de thérapeutique, 30 décembre 1893.

Duplay (Follin et) : Traité élém. de path. externe, 1883, t. VI. — Art. : Occlusion intestinale.

Duval (Mathias) : Cours de physiologie, 1892.

Effront : Le traitement du choléra en Russie. Médecine scientifique. Avril 1893.

Eichhorst : Traité de pathologie interne et de thérapeutique, 1880. Art. : Occlusion intestinale. Trad. du Dr Paul Le Gendre.

Eisenmann (de Wurtzbourg) : Du trait. de q.q. inflamm. abdom. par l'emploi des grands lavem. d'eau chaude. Bull. de thérap. 1858.

Eloy (Ch.) : Les traitements du choléra. Union médicale, 15 janv. 1885.

Emmet-Holt (L.) : Le traitement antiseptique de la diarrhée estivale. — The New-York med. Jour., 29 janvier 1887 ; Rev. mens. des mal. de l'enf. mars 1887. Trad. du Dr P.-J. Mercier.

Espine (d') et Picot : Manuel pratique des maladies de l'enfance, 1880. — Art. Invagination.

Fabrice d'Acquapendente : Opera omnia, 1738.

Farquhar-Curtis : Annal. of Surgery, 1888.

Fitz (de Boston) : Diagn. et trait. de l'obstr. intest. aiguë. Boston med. and. surg. Journal. Nov. 1888.

Fleiner : Journ. de méd. et de chir. pratiques, 25 août 1893.

Follin et Duplay : Traité élém. de path. ext. 1883, t. VI. — Art. : Occlus. intest.

Fort (J.-A.) : Anatomie descriptive, 1886, t. III.

Fromont : Contrib. à l'anat. topographique de la portion sous-diaphragm. du tube digestif. Thèse de Doct. Lille, 1890.

Galien : De causis sympt. Livre III.

Genersich (A. de) : Le lavage du canal digestif (diaclysme). Progrès médical, 23 septembre 1893; Semaine médicale, 4 oct. 1893. Annexes, p. 226.

Gentile (C.) : Traitement des maladies intestinales par l'entéroclysme. — Il Morgagni Giornale, 1883, p. 524.

Gersuny : Traitement de l'occlusion intestinale. Semaine médicale, 24 janvier 1894 : Lettres d'Autriche.

Givre : Occlusion intestinale guérie par le lavement gazeux de Bergeon. Lyon médical, 22 juillet 1888.

Gorham : De l'invagination intestinale chez les enfants, Guy's hospital Reports. Oct. 1838. Gazette des hôpitaux de Paris, janv.-février 1852.

Graaf (Regnier de) : Tract. de clysteribus, etc. La Haye, 1688.

Greslou : Des injections forcées dans les occlusions intestinales. — Thèse de Doctorat. Paris, 1873 ; Méd. moderne, 16 décembre 1893.

Grisolle : Traité de pathologie interne, 1865, t. II. — Art. : Iléus et Invagination.

Hare : Tropical fever ; II Dysentery. Edinburgh medical and surgical Journal, 1854.

Hartmann : Dével. et torsion de l'intestin. Société anatomique, 22 février 1889.

Harvey (Thomas P.) : Un cas d'obstr. intest. chez l'enfant. British med. Journal, 12 mai 1888 ; Rev. mens. des mal. de l'enf. Juin 1888, trad. Dr P.-J. Mercier.

Hegar : Berl. klin. Woch., 16 fév. 1874.

Henrot (H.) : Des pseudo-étranglements que l'on peut rapporter à la paralysie de l'intestin. Thèse de Doctorat. Paris, 1865.

Hofmolk : Traitement de l'occlusion intestinale. Semaine médicale, 21 février 1894. Lettres d'Autriche.

Hyrtl. — Topogr. anat., 1882.

Isnard (Ch.) : Des injections forcées dans l'occlusion intestinale. Gazette médicale de Paris, 8 décembre 1866. Union médicale de la Provence, 1866.

Jaccoud : Traité de path. int., 1883. — Art. : Occlusion intestinale.

Jalaguier : Art. : Occlusion intestinale. In Traité de chirurgie, 1892, t. VI.

Kerckring (T.) : Spicilegium anatomicum. Amsterdam, 1670, Obs. XXXIX.

Kraus (M.) : Irrig. intest. dans l'ictère catarrhal. Arch. f. Kinderheilkunde, 1886, t. VIII, f. 1 ; Rev. mens. des mal. de l'enf. Trad. G. Boehler.

Kraus (O.). — Anatomie de la valvule iléo-cæcale. Arch. f. klin. Chirurgie, 1892, p. 410.

Krull : Du traitement de l'ictère catarrhal par les injections d'eau froide dans le rectum. Berl. klin. Woch., 1877, n° 12 ; Bull. de thérapeutique, 1877, p. 212, trad. du Dr Alex. Renault.

Laboulbène : Éléments d'anatomie pathologique, 1879, p. 222.

Lasègue : Études médicales, 1884. T. II, p. 401, 402 et 412.

Lauth : Manuel de l'anatomiste. Paris-Strasbourg, 1835. P. 306.

Laveran et Teissier : Nouveaux éléments de pathologie médicale, 1889. T. II. Art. : Occlusion intestinale.

Legueu : La situation du cæcum chez les enfants. Bulletin de la Société anatomique, 1891, février.

Lenhartz : Traitement de l'occlusion intestinale aiguë. Deutsch. med. Woch., 1887, n° 42.

LESAGE et DAURIAC : Des grands lavages de l'intestin grêle (Contribution à l'étude de l'antisepsie intestinale). Gazette des hôpitaux, 17 octobre 1893.

LESAGE : Le choléra, 1894.

LEVÊQUE (Em.) : De l'occlusion intestinale produite par les rotations de l'intestin, et en particulier par celles de l'intestin grêle. Thèse de Doctorat. Paris, 1885.

LHOMMÉE : Emploi des lavements forcés dans un cas d'invagination. Gazette des hôpitaux, 12 février 1853.

LONGET : Traité de physiologie, 1861, t. I.

LUTON : In Dict. Jaccoud, art. : OCCLUSION INTESTINALE, 1874.

MALGAIGNE : Traité d'anatomie chirurgicale et de chirurgie expérimentale, 1838, t. II, p. 207-208.

MARAGLIANO : Notes sur le choléra. Gazz. degli Ospit. 29 oct. 1884.

MATHIEU (A) : Thérapeutique des maladies de l'estomac et de l'intestin, 1893.

MATURIÉ : Contrib. à l'étude de l'occlusion intest. et de son traitement. Thèse de Doctorat. Paris, 1890.

MICHELI (E.) : Les grands lavements d'eau dans le traitement de l'occlusion intestinale. Semaine médicale, 1893 (p. 138 des Annexes).

MILNE-EDWARDS : Physiologie 1857, t. VI, p. 394.

MITTCHELL (M.) : Nouveau moyen pour guérir l'intussusception chez les enfants. The Lancet, mars 1838; Gaz. méd. de Paris, 7 avril 1838.

MONFALCON : Dict. des sc. méd. en 60 vol, art. : ILÉO-CÆCAL, ILEUS, INTESTIN, 1818.

MONTI : Arch. f. Kinderheilkunde 1886, t. VII, F. III. Revue mens. des maladies de l'enfance, mars 1886. Trad. de G. Boehler.

MOREL et DUVAL : Manuel de l'anatomiste, 1883.

MORGAGNI : Adversaria anat., t. III.

MORTIMER : Traitement de l'invagination par l'injection et l'insufflation; ses dangers. The Lancet, 23 mai 1891.

MUSELLI : Entéroclysme et ses indications. In Journal de méd. de Bordeaux, 16 et 23 sept. 1883.

OSER : Semaine médicale, 14 février 1894. Traitement de l'occlusion intestinale.

PAOLUCCI : Il Morgagni, 1870, p. 254.

PARKER : Dangers du traitement de l'invagination par les lavements. Sem. méd., 1888, p. 228. Lettres d'Angleterre.

PARMENTIER : L'ictère catarrhal d'après les travaux récents. Revue générale in Gaz. des hôp., 12 nov. 1887.

PAULET : Anatomie topographique. Paris, 1870, p. 461.

PERA (S.) : Occlusion intestinale guérie par l'entéroclysme. Il Morgagni Giornale, avril 1879.

PÉRIGNON : Étude sur le développement du péritoine dans ses rapports avec l'évolution du tube digestif et de ses annexes. Thèse de Doctorat. Paris, 1892.

PERLI : Occlusion intestinale ; entéroclysme ; guérison. Il Morgagni, avril 1879.

PEYROT (J.-J.) : De l'intervention chirurgicale dans les obstr. de l'intestin. Thèse d'agrégation en chirurgie, 1880. — Manuel de pathologie externe, t. III, art. : OCCLUSION INTESTINALE, 1887.

PICCOLOMINI (Arch.) : Anatomim prælectiones, 1586. Lect. XI.

POUPON : Des pseudo-étranglements par péritonite primitive. Thèse de Doctorat. Paris, 1885.

POURITZ : Wratch, 1892. Nos 43, 44, 45, 46. Trait. du choléra.

PUTNAM : Bost. Med. and Surg. Jour., 21 avril 1881.

PÜTZ : Zeitschrift für Veterinär Wissenschaften, 1876, n. 16.

RAFINESQUE : Étude sur les invaginations intestinales chroniques. Thèse de Doctorat. Paris, 1878.

RICHET (A) : Traité pratique d'anatomie médico-chirurgicale, 1877.

RILLIET : Mémoire sur l'invagination chez les enfants. Gaz. des hôp. 1852, n° 23. — Traité des maladies des enfants, t. I, p. 829.

RIOLAN (J) : Enchirid. anat. Lyon, 1649, p. 105.

ROTCH : Bost. med. and. surg. Journ. 6 avril 1882.

SAPPEY : Traité d'anatomie descriptive, 1879, t. IV.

SCHIFFERDECKER : Arch. für Anat. et Physiol. de His et Braune, 1886-87, p. 235.

SÉE (Marc) : Art. : CÆCUM in Dict. Dechambre, 1870.

SENN (de Milwaukee) : Congrès des Méd. et chir. américains tenu à Washington. Sep. 1888, Semaine méd. 1888, p. 380.

TARENETZKY : Contrib. à l'anat. du canal intestinal. Mémoires de l'Académie impériale de Saint-Pétersbourg, 1881.

TELEKY : Semaine médicale, 21 fév. 1894. Lettres d'Autriche.

TESTUT : Traité d'anatomie humaine, 1893, t. III.

THIBIERGE (G) : Contrib. à l'étude de l'obstruction intestinale sans obstacle mécanique. Thèse de Doctorat. Paris, 1884.

THIERCELIN : Les grands lavages de l'intestin grêle. Médecine moderne, 9 décembre 1893.

TILLAUX : Traité d'anatomie topographique, 1892, p. 735.

TRABUC : Actes du Comité méd. des Bouches-du-Rhône, 1865, p. 515.

TRÈVES (F) : De l'obstruction intestinale, variétés, pathogénie, diagnostic et traitement. Londres, 1884. — Soc. méd. de Londres. Trait. de l'invagination. In. The British med. Journ. 3 janvier 1885. — Anatomie du canal intestinal et du péritoine chez l'homme. The Brit. med. Journ. 1883. 28 février, 7, 14 et 21 mars. — Occlusion int. Société Harweyenne de Londres, 5 janvier 1893. In Mercredi médical 1893, n° 5.

TUFFIER : Étude sur le cœcum et ses hernies. Arch. gén. de méd. Juin-juillet 1887.

VANDAMME : De l'occlusion intestinale. Thèse de Doctorat. Paris, 1883.

VAROLE : Anat. hum. 1573. Liv. III; c. III.

VITONE : L'entéroclysme tannique chaud et les lavements d'acide tannique dans le traitement du choléra. Il Morgagni, 1885, n° 1.

WAREN TAY : The Lancet, 1876, t. I, p. 13.

WERTHEIMER (E) : Dict. Dechambre 1887, art. INTESTIN.

WILLIAMS (J.) de Whitland : Semaine médicale, 14 mars 1894, n° 16, p. LXII des Annexes.

WINSLOW : Exposit. anat. 1732, p. 317.

WOOD (J.) : The American Journ. 1836, n° 30; Arch. gén. de méd. 2e série, t. XII, oct. 1836, p. 240.

ZIEMSSEN : Insuffl. artif. dans le gros intestin, dans un but thérap. et diagn. Deutsch. Arch. f. klin. méd. Band. XXXIII; Heft 3 u. 4, p. 235, 1883.

TABLE DES MATIÈRES

7918-96. — Corbeil. Imprimerie Crété.

7958-94. — CORBEIL. IMPRIMERIE CRÉTÉ.

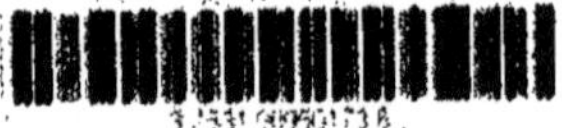

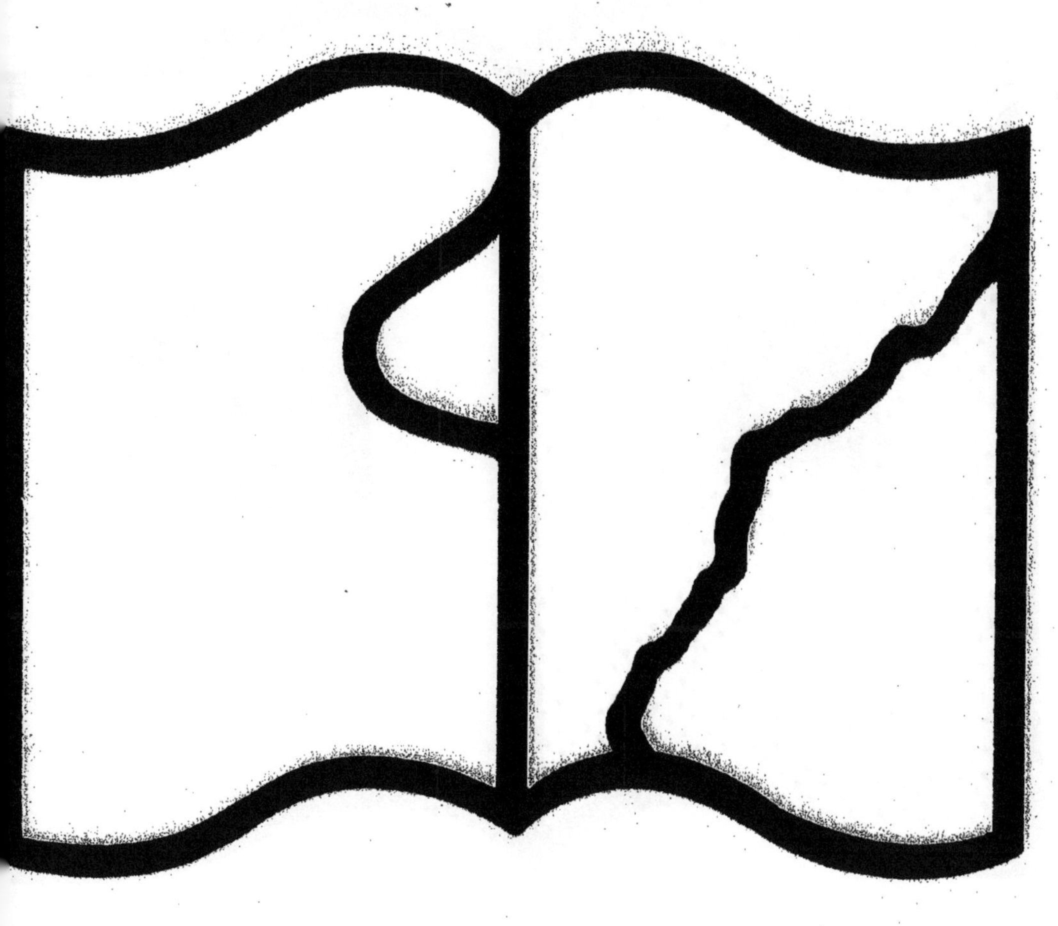

Texte détérioré — reliure défectueuse

NF Z 43-120-11

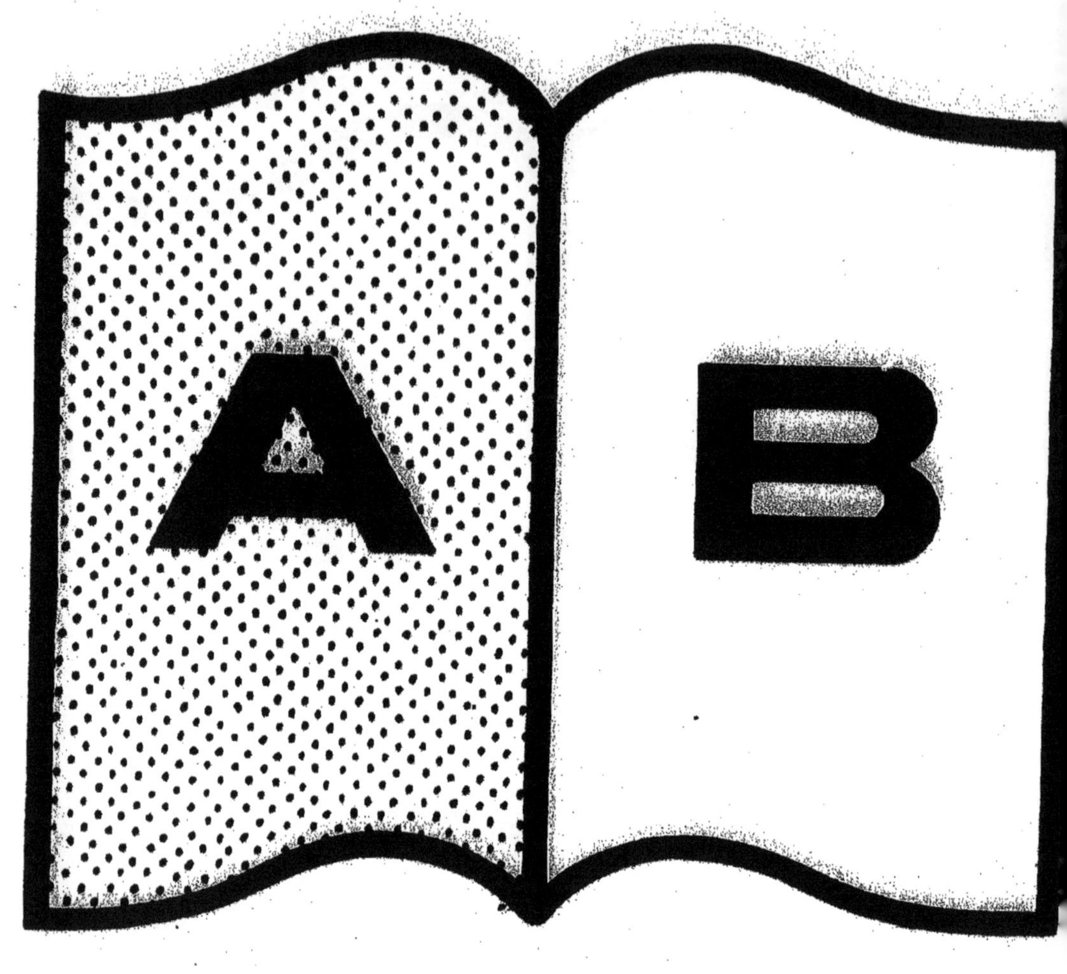

Contraste insuffisant

NF Z 43-120-14

www.ingramcontent.com/pod-product-compliance
Ingram Content Group UK Ltd.
Pitfield, Milton Keynes, MK11 3LW, UK
UKHW020322250726
13967UKWH00004B/1810

9 782011 946225